月刊 精神科看護

THE JAPANESE JOURNAL OF PSYCHIATRIC NURSING

2021.11 CONTENTS

vol.48 通巻 352 号

JN091269

特集

心にゆとりをもった看護ができるとき

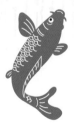

※今回の『クローズアップ』『写真館』は休載させていただきます

心にゆとりをもった看護ができるとき

● **座談会 精神科看護と否定的感情と成長と**

否定的感情は，看護を行ううえで単なるノイズなのか。そこに人間理解のヒントが含まれているのではないか。3名の精神科認定看護師に自身の経験を振り返っていただいた。

● **湧き上がる感情との向き合い方**

避けてはとおれぬ湧き上がる感情。こうした感情を排除せず，向き合い，それをケアに活かす観点をもつこと。本項ではあらためて看護師の感情と援助関係について検討する。

● **ポジティブな円環的連鎖で看護師自身も健康に**

陰性感情を援助者が客観的にとらえられるようになるためには，周囲からのサポートが大事。さあ，ポジティブな円環的連鎖をつくり出そう。

● **「働く人の孤立を防ぐ」組織のために**

陰性感情を個人でコントロールするには限界がある。孤立を防ぐには，やはり組織文化のなかに心の健康に配慮するマインドが広く根づいていることが重要である。

特集にあたって

◉編集部

　看護が対人関係のプロセスだとすると，患者さんにとっては，看護師が疲弊しているよりは，精神的に健康でいてくれたほうがいい。とはいえ看護は，特に精神科看護は，患者さんに真摯に向き合えば向き合うほど，心が動かされるもの。そのなかには否定的な感情も当然あるでしょう。そして職業規範への意識が強ければ強いほど，そうした感情を抱いてはいけない，少なくとも顔に出してはいけない……と思い悩むことでしょう。だからこそ，"感情労働"という概念は，感情と看護のバランス間で揺れる看護師の内面を的確にとらえ，大きな共感を呼びました。

　本特集は「心にゆとりをもった看護ができるとき」と題しています。心にゆとりがもてるのは，当然のことながらとても理想的な状態です。ただ上述のように，看護は多くの場合，感情が不安定な患者さんを援助するため，その感情を正面から浴びることで湧き上がる否定的感情に見舞われます。看護が相互作用である以上，この否定的な感情は再び患者さんに流れ込みます。かくして援助関係は負のサイクルに突入する。この連鎖を断ち切るためには，自身のなかに生じた感情を排除することなく，向き合い，投げ返し，対話を生み出すことが必要です。本特集が，寄せては返す感情の波のなかで疲弊する看護師にとって，感情を客観的にとらえるきっかけになれば幸いです。

座談会 精神科看護と否定的感情と成長と

看護が対人関係のプロセスだとすると，患者にとっては，看護師が疲弊しているよりは，精神的に健康でいてくれたほうがいい。そもそも，いち生活者として，みんな精神的に健康でありたい。でも仕事をしているさまざまな「嫌な気持ち」が湧き起こるのは避けられない。こうした否定的感情は，看護を行ううえで邪魔者なのか。そこに人間理解のヒントが含まれているのではないか。またその否定的な感情が精神科看護師としての成長にどうかかわるか。こうしたことを3名の精神科認定看護師さんに語っていただきました。

孤立無援感の只中で

編集部 冒頭から直接的なテーマで申し訳ないのですが，みなさまにはこれまでの経験を振り返っていただいて，精神的なダメージを負ってしまったような経験とそこからのリカバリーに関して，可能な範囲でお話しいただければと思います。

杉原 10年以上前のことですが，当時，病棟主任を務めていた女性慢性期の病棟では患者さんからの暴力行為が頻回に起きていました。スタッフも私自身も，ひっかかれる，つねられる，髪の毛をひっぱられるなどの暴力を受けていました。こうしたことが続き，またその対処に追われるなかで，精神的に調子を崩してしまい，3か月ほど休職し，その後，復職をしたという経験があります。

編集部 休職にいたるような，悪い意味での"後押し"のようなものはあったのでしょうか？

杉原 私自身，孤立無援感を感じているなかで，同じ病棟で暴力を受けていたスタッフから，「もうここを辞めたいです」と言われたことが最後のスイッチですね。思い返せば，認知の歪みから，まわりはサポートをしようとしてくれていたのかもしれませんが，そのときには「私たちがこんな暴力を受けているのに，なんで誰も助けてくれないんだろう」と思い込んでいました。

参加者

社会医療法人北斗会さわ病院（大阪府豊中市）
看護師長／精神科認定看護師
杉原正美 すぎはら まさみ

医療法人周行会訪問看護ステーションウィング（滋賀県野洲市）
精神科認定看護師
関藤なぎさ せきとう なぎさ

地方独立行政法人岡山県精神科医療センター（岡山県岡山市）
精神科認定看護師
中井志穂 なかい しほ

編集部　その状態からどのように復職を果たすことができたのでしょうか？

杉原　私が勤務していた病棟をよく知っている，外部の先生のいるクリニックを受診しました。休職して1か月は「いっさい仕事の連絡をしない」というアドバイスを守って，2か月くらいたって職場の人と連絡をとるようになり，3か月たったときに，復職をしたというステップでした。復職後しばらくは，大きな音におびえたり，動悸がしたりなどの反応がありましたが，精神科看護師としての知識として「そういうこともきっとある」ということはわかっていたので，そのようなときには一時その場から離れて休息できる場所で休ませてさせてもらったりしました。10年前，精神的に調子を崩す前は回復のために現場から離れて一時休息するということができなかったし，仕事を誰かに任すということが苦手で自分で抱えてしまうという傾向があったのですが，いまでは上手にできるようになっています。

「私が悪かったのだろうか……」

編集部　ありがとうございます。では関藤さん，お願いします。

関藤　現在は訪問看護ステーションで働いているのですが，以前に病棟で勤務していたときに，保護室に入室していたある患者の行動化が激しく，医師はそれを拘禁反応と判断し，夜間に開放となりました。1名がすでに入室している多床室に，です。このときに夜勤の勤務をしていた私は「何か危ない気がするな……」という感覚がありました。保護室から多床室に移

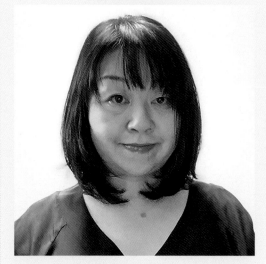

杉原正美さん

った患者さんの行動が同部屋となった患者さんや自分たちに向かうのではないか，という恐怖ありました。結局，何が起こったか。保護室から移ってきた患者さんによって，もともとその多床室にいた患者さんへの暴力が起こってしまったのです。

「なんでそうした行動を起こす可能性のある患者さんを夜勤帯に多床室に移したのか……」「自分たちがそのときにどのような対応をしていたらこうした事態にはいたらなかったのか……」と，医師やほかのスタッフに対して，あるいは自分自身のケアについて，さまざまな複雑な感情が沸き上がりました。このことについて話し合うカンファレンスが設けられ，私もいろいろと話をしたのですが，自分の気持ちは整理されないままでした。

その後，私と当時一緒に深夜の勤務をしていた男性スタッフが被害を受けた側の患者さんからかけられたのが，「（こうなったのは）夜勤していた2人のせいだ」という言葉。ショックで

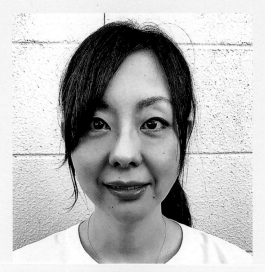

中井志穂さん

したね。一生懸命，問題にいたらないようにしようと気をつけていたのに起こってしまったことへの責任や患者さんからそう言われてしまったショック。それに「なんで自分が責められなければ……」という思い。「もう済んだこと」とほかのスタッフは思っていたかもしれません。気持ちを察してもらえなかった気がしていました。被害を受けた患者さんは退院されましたが，私はそのモヤモヤをしばらく引きずりながら勤務していました。10年以上前のことです。

編集部 その後，どうなったのでしょうか。

関藤 問題のあったその数年後，被害を受けた患者さんが再入院されました。まだそのときにはこの患者さんと向き合う勇気がもてなかった。でもかかわりをもたないといけない。その1歩をどう踏み出そうかと悩みました。そのときに助けてもらったのは，受け持ちの看護師さんでした。その人に頼って，「申し訳ないですが，1人だと行く勇気がないので，一緒に行ってもらえませんか」と頼み，患者さんのもとに

おもむきました。患者さんは特にあのときのことには触れませんでした。そこで私はやっと気持ちの整理をつけることができたのです。それに，カンファレンスを開いてもらって「二度と同じことが起こらないようにするためにはどうするか」とみんなで検討できたのも，自分のなかでは1つの落としどころだった。この経験に関しては，あらためて患者さんと向き合ったこと，カンファレンスでほかのスタッフと一緒に問題に向き合えたことが気持ちの整理につながったのかなと思っています。

針のむしろだった

中井 まだ看護師として経験が浅いときの話です。身体科からはじめて精神科に来て，児童・思春期の病棟に3年くらい，医療観察法病棟に異動になりはじめて成人の方を受け持ちました。些細なことで混乱しやすい方で，パニックになるとスタッフを大声で罵ったり，ステーションの窓やスタッフをたたいたり，対応が難しい方でした。病棟のスタッフはほぼみんな陰性感情をもっていたと思います。私は「担当なんだから，この人のいちばんの理解者でないといけない！　適切な対応して，まわりのモデルになれるようにしないと！」と思っていて，受け持ちとして率先して対応をしていました。でもうまくいくときばかりではなく，もちろん，たたかれたりしたこともありました。

ありがたいことに，私へのフォローのために病棟で陰性感情を吐露する会をしましょうと提案してくれました。「気持ちを正直に話し合いましょう，愚痴を言ってもいいですよ」と。た

だ，当時の私にとってはそれが針のむしろで（笑）。ほかのスタッフが抱いている自分の担当患者さんの陰性感情を聞くのもつらかったし，「あの患者さんは中井さんしか受け持ちができないよね」「難しい患者さんだよね」と言ってくれるのですが……，それが逆に負担でした。なんというか，追い打ちをかけられるような感じ。みんなよかれと思って言ってくれているのはもちろんわかっているのですが。会では，私は促されてみんなに同調するような発言はしたと思います，この会を開いてくれて感謝します的なことも言ったかも……。本当の気持ちはまったく言えませんでした。精神科看護師に向いていないのかなと離職もよざった時期です。

患者さんには日々，また怒鳴られるかもしれないと思いながら対応をしていたんですが，そのうち動悸や手の震えなどのストレス反応が出てきたんです。でも，それにまったく自分では気づかなかった。「この患者さんにきちんと対応しなければ！」という思いで一生懸命になっていましたので，私の変化に気づいたのはMDTチームの医師でした。「1人で抱え込んで対応しない」ということをチームで共有してくれました。はじめて自分のストレス反応に気づきましたし，「チームには弱音が言えそう」と思えて，ホッとしたのを覚えています。それから医師が提案してくれて「中井をフォローする会」（笑）を毎月開いてくれて，MDTチームに気持ちを聞いてもらっていました。

編集部 自身での対処の方法はどのようなものだったのでしょうか？

中井 対処できるようになったというよりは，この件から自然に「自分をモニタリングできるようになりたい」「自己理解を深めたい」

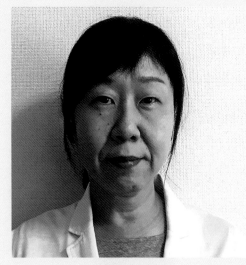

関藤なぎささん

という気持ちが湧いてきましたね。このイライラはなんだろう，なんでストレス反応が出ていたんだろうと。そこからいろいろと分析をしはじめて，自分がわかってきて，ストレスマネジメントできていった感じがあります。そこからWRAP（Wellness Recovery Action Plan：元気回復行動プラン）に出会って，自分の"取り扱い説明書"ができて，対処方法が増えていって，リカバリーができたという感じです。

編集部 ありがとうございました。

陰性感情をめぐって

編集部 お三方の経験をそれぞれ紹介いただきましたが，率直にご意見をいただければ。

杉原 中井さんの話をうかがっていて，もし私が自分の受け持ちの患者さんに関して「陰性感情を吐き出しましょう」と促されたら，私も同じく針の筵な感じがするだろうと思いまし

た。

　私にとって「受け持ち患者さんのことを否定的に言われるイコール自分が悪く言われる」という感覚があります。もっといえば自分がやってきた看護を否定されている感じがする。十分な準備と配慮があってのその場だったらいいのでしょうが。……ただそう思っている時点で巻き込まれていたりとか，感情移入が過ぎているといえるでしょうね。

　編集部　どうしても自分の受け持ち患者さんは，言い方が難しいですが"自分のもの"という感覚を抱きがちということでしょうか。

　杉原　そうですね。それがいいことか悪いことなのかは別の議論としていったんおいておくとして，そうした感覚がある以上，「自分が責められたり，行ってきた看護が否定されている感じ」を受けて反発してしまうということはあると思います。

　中井さんに話していただいた経験はそれが患者さんとの関係性においてそうした「責められ，否定された感じ」を受けたということなのかなと思います。私がお話した経験に関していえば，というよりは，対患者よりは，病棟単位で「責められ，否定された感じ」があったのかもしれません。これは当時，主任だったということもあるでしょうね。自分自身も暴力を受けていましたが，スタッフが受けている暴力を一緒に受けている感じがして。これは不思議な感覚なのですが。それで自分の病棟の外に対する不満が疲弊につながっていたのだと思います。だからこそ，「もうここを辞めたいです」と言われたことが決定打になってしまった。ただ，私がそのとき感じられなかっただけで，周囲の援助もたくさんあったということは強調しておき

たいです。

　編集部　関藤さんはいかがでしょうか。

　関藤　陰性感情については表現したほうが整理できるので，出します。それはどちらかといえば「自分の気持ちをまわりに知ってもらいたい」というわけではなくて，出すことで「なんで自分にそういう思いが生まれてくるんだろうか？」ということに向き合えるから。向き合えればその感情を分析ができる。だから，陰性感情をもつこと自体，もっといえばそれを表現することは悪いことだとは思いません。

　中井　実は私，精神科看護を始めたころは「陰性感情を抱いてはいけない」と思っていたのです。なぜかといえば，働いていた身体科の病院が「看護はサービス業！」「患者様はお客様」という方針の強いところだったからですかね。精神科で働き始めることで，患者さんであっても気持ちや思いを伝える必要があるなど，大きく価値観が変わりました。

　ただですね，陰性感情を口に出すことでみんなすっきりできるかといえば，そうでもないと思います。アウトプットして回復する人もいれば，自分なかで処理してクリアしていく人もいる。だから全員に，「さあ陰性感情を吐き出しましょう！　吐き出してスッキリしましょう！」というのはちょっと乱暴かなと思います。特にその場がその人にとって安全な場と感じられなかったらなおさらです。現実的な話，管理職もいれば新人もいて，関係性と立場の違いもあるなかで，なかなか本心を話すことはハードルが高いものです。少なくとも私はそうだった。私にとってMDTチームは安心安全な場だったんです。ただ場所や機会をつくればいいというものではなく，そこにいるみんなが安全を

保障できる場であることが重要だと思います。権利擁護のことになると思いますが，このこともWRAPを通じて学んだことの1つです。

感情をとらえ探索することの意味

編集部 臨床で沸き起こる否定的な感情を看護に活用するという観点もあります。このことについてはどうでしょうか。

杉原 患者さんと向き合っていて否定的な感情が生まれたときに，端的に言ってイライラを覚えたときに，このイライラの由来を自己分析して，たとえば「あぁ，これは自分が踏みにじられるようなことをされて，悔しかったんだ」とわかることで，「患者さんが私に対して悔しい思いをさせるような言動をとったのは，患者さんがかかわりのどこかの段階で悔しい思いをしたために，それを私に向けてきたのだ」という理解につながる（いわゆる投影同一視）。そのときに実際の投げ返しとしては「私はあなたの気持ちを傷つけ，悔しい思いをさせるようなことをしてしましたか？」というものがあると思います。それは感情が生じたその場で投げ返すのがよいでしょうが，なかなか難しいので，あとからでも「あのとき，私はとても悔しかったんです。私が○○さんの気持ちを踏みにじることをしましたか？」と投げ返すのもいいと思います。実際にそのようなやりとりをしたときに，患者さんから「杉原さんに対してじゃないけど，こういうことがあって，腹立ったから，杉原さんに八つ当たりしてしまったんだ」と言われて「そうだったんですね」と，"仲直り"ができた，ということがあります。自分のなか

に沸き起こった否定的な感情のなかに何があるのかを見つめて，そこで得たものをケアに活かすということはできると思いますし，私自身，それができるようになってからずいぶん看護が楽になりました。

編集部 仲直りができたというのは，いい表現ですね。

中井 感情の活用ということではないけれど，否定的な感情が出てきたときにそれに振り回されないためには，やはりそれに向き合って，しっかり見つめて，分析することで（感情を打ち消すということではなくて）鎮めるというのはよくしています。イメージ的には否定的な感情を知性の力で均すという感じです。それができることで，感情を私に生じさせた相手の背景や事情を新たにアセスメントし直し，相手の理解も自分の理解も深まります。否定的な感情をそのまま抱えてモヤモヤしたままだと，エネルギーが減るばかりで余裕なんて生まれないし，余裕がないと共感も受容もできないですからね。

編集部 実際問題，「やってくる」感情に向き合うのは難しいと思いますが，冷静に対応するのはどうすればいいんでしょうかね？

中井 どうしたいいんですかね？　最近「これかな」って思って実行しているのは，苦手な局面に遭遇して嫌な感情が出そうになったときに「来た来た！　来たぞ！　モヤモヤが来たぞ！　どう対処する。これをクリアできればまた看護師としてステップアップできるぞ！」と，いわば"ゲーム感覚"で状況に向き合うということです（「ゲーム感覚」というのはもちろんたとえです）。以前はこんなふうには思えなかったですけどね，経験を経るごとに，だんだんそ

うした"構え"できるようになってきています。

編集部 言葉にすると単純ですが「状況を俯瞰的にみられるようにしておく」という。

関藤 そうですね。中井さんが言った「来たぞ！」という感じはわかります。自分の場合、異和感が生じると、アドレナリンが出るのが手にとるようにわかります。「嫌な雰囲気になったぞ。不安な感じが沸き上がってきたぞ」というような感じ。「いま、ちょっときつい言い方になっているぞ」と俯瞰しながら相手と向き合う。ただ理性ではわかっていても、それがとめられないときもやはりあります。人間だから。全状況で俯瞰して自分をみていくのは難しい。

中井 精神科看護ではさまざまなアセスメントのモデルを学びますよね。それを自分にもあてはめてみるのも方法だと思います。単純化して言えば、自分の精神状態も「山あり谷あり」なのだから、「あ、いまは谷なんだなぁ。でも谷だからこれから上がっていくこともあるだろうな」といったふうに。そうすればある状況によって生じた自分の否定的な感情を俯瞰的にみられる。

編集部 ただ、そうした俯瞰や客観視がいつもいつもできるわけじゃない。

中井 それはそうです。関藤さんが言われたように、人間だから全局面で俯瞰して感情をコントロールするのは無理なものです。そこで「こんな感情をもってしまった自分はダメだ」と思うとよりきつくなる。だから、これは自分自身の感情との向き合い方についてもいえますし、まわりのスタッフへのサポートということでもいえるのですが、「そうした感情が生じるのは人間なんだからあたりまえのことなのだ」ということ前提に、そのときに俯瞰して分

析したりするキャパシティがなければ、「ずっとそのモヤモヤを抱えているのはエネルギーがいるし、美容にも悪い！」とまず否定的な感情を切り替える対処をします。私はネガティブな感情をもちつづけるのは損だと思っていて、なるべく早く手放したほうが美容にもいいかなと（笑）。否定的な感情を手放して冷静になってから、解決すべき課題に取り組むことをお勧めします。

感情に向き合うことと精神科看護師としての成長

杉原 気持ちの面でつらい時期を経験し、その後に精神科認定看護師の取得にチャレンジしました。そこで『自己一致』を勉強しました。私にとってはそこでいわれていることがしっくりきました。いまでも自分の感情にもちろん向き合えない場合もあるし、振り回されるときもあります。でもしっかり向き合えるときには向き合うようになって、患者さんかかわりが楽になったのは事実です。「イライラするな、このイライラどこからやって来たんだろう、あ、否定されたからだ」という吟味を通じてそれが看護にも活かされる。私の場合、そういった形で精神科看護師として成長してきた面があります。現在は病棟師長なので、スタッフに生じた陰性感情をどう治療的に活用できるかを模索しています。

ただ、精神科看護師としての成長のペースは人それぞれですし、それこそトラウマに影響されて自分の感情に向き合えなかったり、気づけなかったりする人もいます。だからみんながみ

んな「自分の感情に向き合って成長すべし」と
はいえません。

関藤 そこには注意しないといけませんね。
感情と向き合う，もっといえば自分自身と向
き合うっていうのはけっこうつらい作業でもあ
りますからね。無理は禁物。そのことを踏ま
えつつ，私個人のことをいえば，「患者さんと
向き合っている自分はいったいどういう人間な
のか。どのように考え感じる人間なのか」とい
うことに向き合ったことが成長につながってい
ると考えています。「看護する自分自身に向き
合っている」という姿勢は，患者さんにも伝わ
ると思うのです。精神科看護という領域では特
に。

中井 そうですね。精神科看護を行ううえ
では，他者理解と自己理解はセットになりま
す。自己理解というと固いイメージなので，「自
分自身のことを理解して大事にする」と考えれ
ばいい。自分のことを大事にすることができ
れば，相手のことも大事にできる。自分にも
相手にも配慮できるようになる。私の場合は
WRAPを使っているので，「いい感じの自分」
をいつもモニタリングしている。だから，しん
どいことが起きて「いい感じの自分」からズレ
ているな，と感じたら，WRAPの道具を使って，
「いい感じの自分」に戻る。いまは自分をコン
トロールしやすくなったからか，自分自身を認
められていますね。その感覚をみんなに伝えた
いなと常々思っています。

〈終〉

湧き上がる感情との向き合い方

執筆者

日本赤十字看護大学さいたま看護学部
（埼玉県さいたま市）
助教／精神看護専門看護師
宮本 晶 みやもと あき

はじめに

　「湧き上がる感情との向き合い方」というテーマを示されて，このテーマにふさわしい看護を私はしてきただろうか，そもそも，自分の感情を正しく使える人がいるのだろうかと，自分に問いかけてみた。臨床経験を振り返ってみると，患者に激しく感情を揺さぶられて，泣いたり笑ったり，時には怒ったりケンカしたり，仲直りしたり協力し合ったりと，さまざまな経験をしてきた。患者との関係性のなかで，感情はしょっちゅう揺れ動き，なかなかゆとりをもてるようにはならなかった。ただ，若いころから自分の感情を振り返ることは大切だと考え，大変なときほど自分の感情と向き合い，なぜ大変だと感じるのか考えるという習慣を身につけることができた。

　そのおかげで，次から次へと降りかかり，時には修羅場とも思える臨床場面に遭遇しながらも，なんとか乗り切ってこられたように思える。また，自分の感情を振り返る経験を積み重ね，自分の傾向が見えてくるにつれて，感情との向き合い方やつきあい方が少しずつ飲み込めてきたような気もしている。そこで，この機会に，感情にまつわる私の経験を振り返ることで，いま臨床の現場で感情の扱いに困っている人の参

考になればと思う。

感情を取り扱うことの難しさ

　感情労働という言葉が，看護界で注目されるようになったのは，ちょうど20年前に『感情と看護』[1]が出版されたことがきっかけだったように思う。看護師はいつも笑顔でやさしくあらねばならないという世間からの期待による呪縛を解き，感情労働は疲れるという看護師の本音を代弁してくれたことが大きな共感を呼んだ。

　精神科の場合，患者の大半は心が弱った状態で入院してくるため，感情が不安定である。だからこそ看護師は落ちついた態度で接し，患者に安心して療養してもらえる環境を用意する必要があるし，実際に看護師の親身なケアにより患者は徐々に回復していく。その後，看護師に感謝の言葉を述べ笑顔で退院していく患者を見送ることができれば，看護師も充足感を得られるが，いつもそんなにうまくいくわけではない。

　患者の心が激しく揺れ動くと，その感情が看護師に流れ込み，落ちついた態度を保ちにくくなる。そして，看護師が不安定になると，今度はその感情が患者に流れ込んで，患者をもっと不安定にさせてしまう。そこで看護師は，患者が安心できるように，落ちついた態度を保とうと心がけるわけだが，忙しい最中に不穏な患者から暴言を吐かれたりすると，ついイライラしたり，がっかりしたりしてしまうこともある。感情をコントロールし，平常心を保ち続けるのは本当に難しい。

看護師は感情を排除したほうがいいのか？

　患者の言動によって生じた苛立ちや落胆などの感情を，患者にストレートにぶつけてしまえば，患者との人間関係がギクシャクしやすくなる。とはいえ，不快な感情から目を背け冷静を装っても心の動揺は隠しきれないし，その場はやりすごせてもなんとなくスッキリしないという感じ，すなわち異和感が残る。患者とのやりとりのなかで湧き上がった感情を見つめ，できれば率直に投げ返したいと思っている看護師は多いはずだが，それを実行に移すのはなかなか難しいようである。

　私自身は，若いころから不快な感情を飲み込まず，できるだけ本音で患者とやりとりするようにしていた。患者との間で火花が散ることもあったが，そのおかげで親しくなり頼りにしてくれるようになる患者も多かった。先輩たちのなかには本音のやりとりを評価してくれる人がいた半面，患者とぶつかるなんてと冷やかな人もいたし，私自身，感情が先に立ちやすい傾向を反省することもあった。それでも，プロセスレコードを活用した事例検討会に参加してきたおかげで，自分の感情への注目を通じて，自分と患者との間で何が起きているのかについて考えるという習慣を早めに身につけることができた。

　看護師のなかには，患者の気持ちを察するのは上手だが，自分の感情に目を向けることは苦手な人が多いように思う。ケアする相手は患者であって看護師ではないのだから，看護師の感情については考慮する必要がないと考える人も

いる。しかし，今回のような特集が組まれたことからもわかるように，看護師たちの多くは，自分の感情から目を逸らすことによりかえってゆとりを失い疲弊している。もっとも，患者は，看護師がつくり笑いの下に隠そうとしたイライラを見抜いているのだから，無理な努力はやめて患者の気持ちと同じように自分の気持ちも大切にしたほうがいいのではないだろうか。

看護師の感情と援助関係

それに加えて，看護師の感情が動く場面は，患者との援助関係づくりに向けた介入のチャンスであることも見逃せない。患者から理不尽な怒りをぶつけられたら，看護師も驚きや怒りを覚えるとともに，傷ついたり困惑したりするが，それ以上に，患者がどうして怒っているのかを知りたくなるはずである。そこで，「急に大きな声を出すから驚いたよ。でも何か困っていることがありそうで心配だな」と思ったことを正直に投げ返してみたらどうだろう。患者の怒りは我慢して受けとめなければと考える人もいるが，看護師が正直な気持ちを返せると，そこから対話が生まれ，怒りの理由を一緒に考えていくことができる。

一方的に聞くのでもなく，やりこめるのでもなく，患者がいま抱えている困りごとについて一緒に話し合うことによって，患者が怒りを爆発させた理由も見えてくる。やさしく穏やかな看護師には，患者に怒鳴られながら対話に持ち込むのは難しいかも知れない。その場はやり過ごすしかなくても，1人になってから自分の感情に着目しながら，患者が怒った理由を探って

みれば新たな患者像が浮かんでくると思う。

実習指導や現任教育に携わっていると，学生や新任の看護師から，患者とのやりとりで困った場面では，どんな声かけをすればいいのかと聞かれることがよくある。たとえば，入院患者から，今日は薬を飲みたくないと言われた場面である。患者からすれば，いつも一方的に指示するだけで話を聞いてくれない看護師から，「どうしてお薬飲まないの？」と言われたら，責められている気がして返事をする気にもならないだろう。一方で，日頃から親身になってくれる看護師に同じ質問をされたら，「朝から吐き気がして薬を飲むともっと具合が悪くなりそうなんです」と飲みたくない理由を話す気になる。きっと看護師は，どうしたらいいかを一緒に考えてくれるだろうと思うからである。このように，同じ言葉でも関係性次第で意味合いがまったく異なってくる。

いずれにしても，一言でバシッと決める言葉を探すことが，ケアに役立つとは考えにくい。それよりも，対話を通じて，患者がもつれた思考を解きほぐし，自分でも納得できる答えをみつける手助けをすることのほうが看護師の重要な役割であろう。そのためには，ふだんから心を開き，率直な表現を心がけることによって，患者に信頼してもらえるような関係性を作っておくことも大切である。

その問題に関連して，私は傾聴という言葉があまり好きではない。傾聴は元来カウンセリング用語だが，看護界では患者の話を受け身に聞いていればいいというニュアンスで受け取られているように思うからである。しかし実際には，患者の話を聞いていると，患者はなぜそう思うのか，何を望んでいるのかなど確かめたいこと

や，看護師として患者に伝えたいことが次々浮かんでくる。そのような思いを意識化したうえで，患者に率直に投げかけること，すなわち自己一致が契機となり，患者からも率直な思いが返ってくることによって対話が生まれる。

病院から地域に出て

私は精神科病棟での勤務を経て訪問看護師になったが，地域に出てみて驚いたことがたくさんあった。病棟では，組織の一員にふさわしいふるまいを求められ，少しでもミスがあればインシデント・アクシデント報告が待っていた。やらねばならないとされる仕事に追われ，患者と過ごす時間が削られてしまうため，好きで精神科看護師になったのに何をやっているんだろうと，不全感や徒労感を覚えることがよくあった。一方で，訪問看護師は，1人1人の利用者と週に1・2回，30分から1時間程度はじっくり話せるし，対話を積み重ねるなかで患者が回復し，成長していく姿を見届ける機会も増えて充実感があった。そして，何よりも，地域で暮らす生活者である利用者たちとの出会いは強烈だった。

ある女性の利用者は，統合失調症で約10年間入院していたが，家族の待つ家に退院することが急に決まった。長期入院の影響で自発性が乏しく陰性症状が非常に強い状態だとみなされていたため，送り出す病院側も受け入れる地域側も在宅生活の維持は難しいと予想していた。自宅は古い一軒家で，初回訪問は雨の日だったが，一歩部屋に足を踏み入れて，室内に雨が降り部屋中にバケツや洗面器が置かれている光景が目に入ったときの衝撃は忘れられない。

その日の仕事は，濡れた布団の上に座ったままの彼女に声をかけて体調を確認しながら，雨漏りに対処することだった。混乱しながら窓を閉め，バケツの水を捨ててブルーシートを敷き，濡れている敷布団にごみ袋をかぶせ，腐った床を踏み抜きそうになりながら，雨漏りしていない場所に布団を移動した。これは看護師の仕事なのだろうかと自問しながら，ほかに誰もいないのだから，できることはなんでもやるのが地域での看護なのだとこのときに学んだ。

またある日は，訪問看護師が来る日以外は，家族が本人に，朝と眠前の薬をまとめ飲みさせていたことが発覚した。病院だったら大問題になるところだが，自宅では家族の判断であるためインシデントにはならない。主治医に報告して，まとめて飲んでもよいとの指示を得て，その方式を継続することになった。ほかにもありとあらゆる予測不能なことが起きながら，それでも彼女は徐々に地域での暮らしに慣れていき，数年たったいまでも在宅で安定した生活を送っている。

訪問看護を経験した看護師であれば多かれ少なかれ，このようなエピソードを体験しているはずである。1人1人の利用者には生きてきた歴史や背景があり，私たちがかかわらせてもらっているのは，そのなかのほんの一コマに過ぎない。「看護はこうあるべき」という自分なりの常識を破壊し再構築してくれたのは，地域での利用者との出会いだった。同じ疾患でも1人として同じ人がいないため，その人その人に必要なアプローチを考える。それも看護師が1人で考えることではなく，利用者本人をはじめ，家族，主治医，PSW，保健師，ヘルパー，薬剤師など，

利用者を取り巻くすべての人との対話が重要になってくる。時には，地域のスタッフの方針が，利用者に対して病院スタッフ以上に指示的なため，利用者の希望にそおうとして大論争に発展した場合もあった。

まだまだ長期入院患者が多いという現実はあるものの，私が病院に就職したころに比べれば，早期退院をめざす病院や，精神科専門の訪問看護ステーションも徐々に増えてきている。病院を終の棲家にせず，急性期の専門治療や疲弊時の休息のための場所として活用し，落ちついたら地域に帰っていけるようにするためには，地域と病院の連携が求められる。そのためには，他職種や他施設・他部門のスタッフとの対話が欠かせず，そこでも疑問や困惑を率直に投げ返し合う必要があることを，病院から地域に出て実感した。

疲れた自分の心を守るために

患者やスタッフと感情がぶつけ合っても折り合いがつかないときは，心がすり減って，無力感，徒労感，空しさなどが入り混じり，たとえようのない疲労感を覚える。精神科看護師は他科に比べて感情のぶつかり合いやすれ違いを体験する機会が多く，患者との葛藤も起こりやすい。ただし，幸いなことに看護師には話し好き，話し上手な人が多いので，病棟カンファレンスで困ったことを相談することや，仲間内での飲み会，昼休みのおしゃべりなど安全な場で愚痴をこぼし合うことで，かなり発散できているように思う。

とはいえ，いまはコロナ禍のため，昼食時の

おしゃべりも，仕事帰りの飲み会もできなくなり，人と人との距離が遠くなって，本音で話せる機会が減ってしまった。それでもオンラインの活用に抵抗がない人であれば，Zoomなどを活用した飲み会や，研修や学会に参加することは可能かと思う。

困った問題を抱えているけれども，いまおかれている環境では，話せる人がいなくて，感情を持て余しているという人には，感情体験の意味や扱い方について書かれた著作を手に取ることを勧めたい。精神科看護の領域には，ペプロウの『人間関係の看護論』[2]を始め，感情についての知見を示してくれる著作がたくさんある。対人関係に疲れたら，『ひと相手の仕事はなぜ疲れるのか』[3]を読むと，疲れているのは自分だけじゃなかったとほっとすることができる。感情に焦点をあてて，患者と自分の関係のなかで何が起きていたのかについて理解を深めるには，『改訂版 看護場面の再構成』[4]が役に立つ。

看護以外の分野にもたくさん参考になる本がある。アドラー心理学の紹介本である『嫌われる勇気』[5]を読んで，「自分の課題と他人の課題を切り分ける」という考え方を知り，随分と気持ちが楽になった。対話ができるようになるにはどうしたらいいのか迷ったら，ナラティヴ・アプローチやオープンダイアローグ関連の書籍が参考になる。私は『感じるオープンダイアローグ』[6]を読んで臨床場面への導入の可能性に気づくことができた。また，『こんなとき私はどうしてきたか』[7]は精神科医による著書だが，すべての臨床家に役立ちそうな内容に富んでおり，私は面接時の相槌の打ち方について有益な示唆を得ることができた。

1人でじっくり読むのもいいが，面白い本に出会うとわくわくするし，人に話したくなるので，勧めてみたり一緒に読んだりすれば対話が始まる。看護師に限らず，患者や家族のなかには大変な読書家がいるので，面白かった本を教えてもらって読んでみれば感想を言い合える。私は利用者の家族と『ぼくはイエローでグリーン，ちょっとブルー』[8]の話で盛り上がり，打ち解けることができた。この本は子どもから大人まで読みやすく，教育・人種差別・貧困・ジェンダーなどさまざまな社会問題について考える機会になるうえに，とにかく非常に面白かった。

おわりに

看護師が，コミュニケーション能力や調整能力に優れていることについては，援助職のなかでも定評がある。コミュニケーションの基本は，感情のやりとりにあることが知られているので，看護師は感情を巧みに扱っているはずだが，それにしては自分の感情を持て余している。それはきっと，自分の感情を見ないようにして，ひたすら患者やスタッフの感情に気を配っているからなのだろう。

自分の感情にも気を配り，気づいたことを言葉にすれば，相手も同じように投げ返してくれるので，より深く通じ合うことができる。患者と同様に，看護する私たちにも怒り，悲しみ，よろこびなどさまざまな感情があるのだから，感じたことを言葉にすれば通じ合えるずである。患者に「1人で悩みを抱えず話してくださいね」と声をかける看護師が，もっと自分の悩みや苦しみを人に話せるようになれば，疲弊しなくてもすむのではないだろうか。

とはいえ，看護師はまだ，自分の感情を率直に表現することに慣れていない。これまでにたくさんの看護師が「言いたいけれども言ってはいけない」「言わなければいけないけれども言い方がわからない」といったジレンマに悩まされてきた。感情表現が苦手な人は無理することもないが，いまよりは少しだけ勇気を出してみてもいいと思う。感情の働きや感情表現の意義について解説した著作にふれることや，感情に焦点を当てた事例検討会に参加することも背中を押してくれるだろう。

私はまだ教員になって間もないが，学生たちが臨床の場に出てから，疲弊せず，やりがいをもって働くことができるためには，何をすればいいか考えていきたいと思っている。

〈引用・参考文献〉
1）武井麻子：感情と看護 人とのかかわりを職業とすることの意味．医学書院，2001．
2）Hildegard E. Peplau，稲田八重子ほか訳：ペプロウ人間関係の看護論．医学書院，1973．
3）武井麻子：ひと相手の仕事はなぜ疲れるのか 感情労働の時代．大和書房，2006．
4）宮本眞巳：改訂版 看護場面の再構成．日本看護協会出版会，2019．
5）岸見一郎，古賀史健：嫌われる勇気 自己啓発の源流「アドラー」の教え．ダイヤモンド社，2013．
6）森川すいめい：感じるオープンダイアローグ．講談社，2021．
7）中井久夫：こんなとき私はどうしてきたか．医学書院，2007．
8）ブレイディみかこ：ぼくはイエローでホワイトで，ちょっとブルー．新潮社，2019．

ポジティブな円環的連鎖で看護師自身も健康に

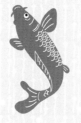

執筆者

訪問看護ステーション和来やす（滋賀県野洲市）
看護師
迫田葉月 さこだ はづき

はじめに

　看護師という職業は，感情労働の機会が非常に多いと言われています。なかでも精神科で働く看護師は，患者の精神症状によって不適切な言葉や暴言・暴力を受けやすい職業です。身体的な暴力であれば周囲に気づかれやすいですが，精神的暴力やストレスに関しては気づかれにくく，援助者が孤独になるケースもあります。

　私の周囲には，患者の暴言暴力・理不尽な振る舞いによる過度なストレスや疲弊により精神科看護から離れた看護師や，離れないにしても精神科看護への熱意が冷めてしまった看護師も存在し，私も同様の体験をしたうちの1人です。

　今回は，「看護師自身が健康である重要性」について，私が新人時代の特に記憶に残っている2つのケースをとおし，どのように乗り越えたのか振り返ります。

相談しにくかった1年目
―躁状態の患者の事例から

1）自身の感情を抑圧する日々

　私は，看護師1年目に精神科急性期治療病棟に配属されました。はじめての受け持ちは，30

代，女性，躁状態で隔離室を使用していた患者です。私は，患者の症状（多弁多訴，誇大的な振る舞い，注意転導性亢進によって対応に時間がかかる）に苛立ち，陰性感情を抱いていました。

患者の高い感情表出に対して，まだ新人だった私は萎縮してしまい答えられないことや，その場しのぎの返答をしてしまうことで，さらに患者を怒らせてしまったこともありました。患者に何かを要求されるたび，周囲は受け持ちの私に管理面の統一対応をどうするかを求めるため，私はとても荷が重く感じていました。

当時私はまだ病棟へのなじみが薄く，気軽に周囲に相談するということができず「患者の回復に時間がかかっているのは私の看護が未熟だからだ」「患者に何を言われても新人は我慢しないといけない」と思っていました。そのため，自身の感情を抑圧してなかったことにし，無理矢理気持ちを切り替えてやり過ごしていましたが，患者と接することや，職場に出勤すること自体も憂鬱な日々が続きました。

2) 感情の表出と整理

当時所属していた精神科急性期治療病棟は病棟特性として，3か月以内の退院をめざして治療や看護が進められています。しかし患者の精神状態の安定化をはかることは難しく，その間に何度か保護室への出入りをくり返し，入院期間は3か月を過ぎました。

当時の私は，知識や経験が浅かったこともあり行きあたりばったりの対応をするしか術はなく，回復を期待する気持ちとは裏腹に，患者に対して「なんとか役に立つ看護がしたいが何もできていない」という無力感を抱いていました。

その間，自身の感情に過度な抑圧をかけ続けていたことによりストレスが蓄積していきました。私は，多方面への陰性感情でいっぱいになり病棟のトイレに立てこもって泣いたこともありました。志をもって精神科の看護師になりましたが，看護がうまくできないことや，上からの重圧などにより，「私は精神科看護に向いていないのでは？」と思うようになり，一時は精神科の看護師をやめようと考えるほどつらい状況でした。

ある日，私に元気がないと察した上司から「どうする？　どうしたい？」というようなことを聞かれ，ようやく患者に対しての想いを表出できました。表出することで，自身の感情・患者に対する想いを整理することができてスッキリしました。私の苛立ちや陰性感情，無力感は膨れ上がっていましたが，想いを整理できたことで夢や希望をたくさんもつ患者のリカバリーに寄り添いたいという想いも再認識できました。

3) 負の円環的因果律に気づく

上司からのアドバイスをもとに対応を振り返ると，患者の高い感情表出に萎縮することや，イライラ，不安，戸惑いを抱いていた私の態度，未熟な対応自体が患者の精神状態をさらに悪化させていたことに気づきました。また，このような連鎖によりさらにエスカレートする患者の反応に私はますます萎縮してしまい，時には患者を避けてしまうような態度を取るという負の円環的因果律に陥っていたのです。

患者は，私のことを受け持ち看護師として認識してくれており，頼りたい存在であったと思います。しかし，新人であった私の看護が未

熟であったことや，患者の，精神症状がゆえの高い感情表出に萎縮してしまっていた私の態度は，患者にとってもどかしかったに違いありません。このように，患者と私の間で好ましくない相互作用の連鎖が生まれ，私の言動は患者の精神症状悪化にさらなる拍車をかけるものとなっていました。しかし，上司に自身の疲弊した現状の表出や，一緒に患者アセスメントを行った後，私の患者に対する陰性感情は，患者の脳内でどのようなことが起こっていて症状として現れているのか，薬物療法の副作用としての認知機能の低下により感情や要求が抑えられない状態であることなどを考えながら，少し余裕を持って患者と向き合えるようになりました。余裕ができることにより，症状に焦点をあてすぎず，患者本人のつらさや悩み・長所・将来の希望などに着目して話を聞き，患者に近い立ち位置で看護ができたと感じました。

看護師2年目，事例検討会・研修会が看護の活力に

1) 20代パーソナリティ障害患者の事例

患者は，自身の特性において生きにくさを自覚されていました。患者の性格は，素直でやさしく，祖母の介護を手伝うなど面倒見のよさがありました。入院の経緯は，アルバイト先で任される仕事の重圧（若いが数年勤続されているため厨房リーダー的役割や指導役の立場）と数年つきあっていた彼氏との関係悪化で不調をきたしたことからでした。患者は，将来は通信教材で勉強をし，看護補助になって人の役に立ちたいと話してくれていました。病棟での患者の様子は，患者が気に入った異性のスタッフが出勤している日は特に，詰所通いや倒れたふりをするというような対人操作・行動化が目立ち，女性他患と異性のスタッフを取り合うようなこともありました。そのほか，見捨てられ不安・スプリッティングなどもあり，私だけでなくほかのスタッフも患者の言動で困ることが多く，陰性感情をもちやすい状況ではありました。

退院間近のある日，不運にも幻覚妄想状態に左右された男性患者に背後から殴られるという暴力を受けてしまいました。すぐに患者を詰所内に案内して，しばらく付き添うことや医師との診察を設定するなど思いつく限りの相応の対応をしました。しかしその後患者は，何かがあるたびにこの出来事を引き合いに出しては，「対応が遅かった，私は殴られたのに看護師は何もしてくれなかった」と主張し，これまで顕在化していなかった身体愁訴の出現（他科受診では異常なし）や対人操作のさらなる増強がみられるようになりました。

また，患者の言動が派手になるにつれて治療の構造化も強くなり，もはや看護の本質とはかけ離れた制限や約束だらけのがんじがらめの病棟生活となってしまいました。過度な制限や約束事は患者にとって治療的なものとなるはずはなく，これまで以上に関係性悪化を招くことにつながり，ついには「病院や男性他患を訴える」と言い出す事態に陥りました。私は，パーソナリティ障害の基本的な対応を踏まえつつ日々の対話をしたつもりでいましたが，統一対応がうまくできなかったために患者を混乱させ，振る舞いを助長させてしまい，結果として患者自身を苦しめていないかと悩みました。

2) 研修会に参加することの有効性

　勤務していた病棟では,「パーソナリティ障害の看護は毅然とした態度が重要」と伝統的に言い伝えられていました。当時の私は「毅然とした態度」という言葉をうまく理解できていませんでしたが,病棟全体の患者に対するどこか冷たい対応に違和感を覚え,パーソナリティ障害の外部研修に参加し,病理や対応について学ぶことにしました。そして,勤務していた病棟で実践されていた「毅然とした態度」は本来の意味とは異なり,患者にとってはただただ「冷たく突き放された」と感じる対応にすぎなかったことに気づきました。2年目の私は,1年目のころとは異なり自分の感情を表出し,ほかのスタッフと陰性感情や困り事を共有することができ,孤独感は抱いていませんでした。そして,研修での知識や自己学習で得た知識を,根拠をもって周囲に伝えることや私自身が好ましい看護を率先して実践することで周囲の理解が得られるようになり,患者によい影響をもたらす看護の提供が可能となりました。

3) 事例検討会の有効性

　この事例に関して悩んでいる際に,タイミングよく「院外の事例検討会に出す事例はないか」とお声がけいただき,この事例を外部事例検討会で発表させていただきました。事例検討会では,院外の他職種に患者紹介をするという点でいかに患者情報を伝えるか気を使ったため,あらためて患者を多方向から見つめ直す機会にもなりました。また,先輩看護師や看護師以外の他職種より別の角度からの経験やアドバイスをもらうことができました。そのなかで,訪問看護師が「調子が悪くてまわりを巻き込む状況か

もしれないが,地域では生活できる人なんだね」と話しました。この言葉を聞き,パーソナリティ障害の症状は患者が苦労に直面しているときに目立ちやすいと研修で教わったことを思い出しました。それから患者のいまある症状をどうにかするより,いまの患者も受け入れるという考えに変容するほうが気持ちに余裕ができて楽になりました。

　考え直すと,ここでも患者と看護師の相互作用があったと思います。患者の振り回し行為で疲弊して病棟単位で陰性感情が生まれ,徐々に治療の構造化が管理的になり,患者主体ではなくなりました。そのような態度をされると誰でも傷つくため,患者もこのような心情でパーソナリティ障害の症状をどんどん強化してしまい,結果として対応にあたるスタッフも大変な思いをするようになったと考えられます。

　自施設で日々患者の対応にあたると,派手にも見える症状や言動を目の前にすると,どうしても状況を客観視することが難しくなりがちです。しかし,他施設のスタッフから客観的視点でアドバイスをいただくことで患者や看護の妥当性を客観的に見つめ直すことが可能となります。そして,症状や言動の1つ1つに意味がある心のサインであったということに気づかされました。また,他施設のスタッフで行う事例検討会は,持ち込まれた事例の解決だけでなく施設を超えた相互支援の場であり,お互いに「明日もがんばろう」と看護への活力が得られる場所であるとも感じました。

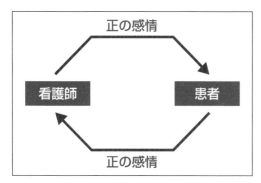

図1　正の円環因果律のイメージ

心がけたいこと

　スタッフのなかには，かかわり方の悩みや暴言・暴力を受けたことを「力不足」「恥ずかしい」「情けない」「自分が悪かった」と思うことで相談できない人も一定数いると思います。私自身，上司や同僚の協力のおかげで看護師を辞めずに踏ん張ることができたのです。周囲で抱え込んでいるスタッフがいないか気づき，支えることのできる看護師でありたいと思います。

　実際に，新人看護師に困り事はないか悩みはないかと聞いてみると，「看護師としてどうしたらいいかわからない」「こんなこと言われて傷ついた」「向いてないと思っている」「人間関係で困っている」「私生活の悩み」など次々に出てきます。患者の治療や看護などのメンタルヘルスについて話すことはあっても，日々の多忙な業務のなかではスタッフのメンタルヘルスについて話すことはまれと言えます。また，話し合う時間がないだけではなく，「誰に相談すればいいのかわからない」というスタッフもいます。看護師の経験年数や性格，職場での立ち位置も相談しづらくなる要因になるかと思います。事

例検討会とまではいかなくとも，組織で患者に提供する看護を誰もが気軽に話し合いをできる雰囲気づくりを心がけたいところです。そして，組織内での客観的なアセスメントや看護の方向性が見出せないときは，つらさや悩みで孤立しないために他施設へ相談依頼や事例検討会の活用を積極的に行い，自身だけでなくスタッフも健康的に看護に取り組めるように努めていきたいです。結果，スタッフが健康的に看護を行うことで患者との間にポジティブな円環的連鎖が生まれる看護を追求していきたいです。

おわりに

　このたび私は4年半の病棟での精神科看護を経て，10月より精神科訪問看護に携わらせていただくことになりました。訪問看護では，1人で利用者とかかわることになるため責任が増し，いままで以上に感情コントロールが必要となると考えられます。また，決められた訪問時間内に冷静で客観的観察・考察とそれによる看護がより一層求められるでしょう。

　私は，看護場面では自制しているつもりですが，プライベートでは喜怒哀楽の表現が豊かなので自身の感情を自覚しながら，今回振り返った経験を活かして利用者とかかわっていかなければなりません。また，熱中できる趣味をもったり，いろいろなことに挑戦したり，人として成長しながら自身のストレス耐性や対処能力を高めていきたいと思います。そして，自身が心身ともに健康的で笑顔でいることで，地域に笑顔の連鎖（正の円環因果律：図1）を届けていきたいです。

「働く人の孤立を防ぐ」組織のために

執筆者

KEIPE株式会社（山梨県甲府市）
代表取締役
赤池侑馬 あかいけ ゆうま

同 管理者
風間祥吾 かざま しょうご

事業所紹介（赤池）

　私たちKEIPE（ケイプ）株式会社は「障がいを特別なものにせず，誰もがそこに居て良い社会」をめざし，山梨県甲府市，笛吹市に拠点を置き，障害のある人を雇用しながら社会復帰を支援する障がい者就労継続支援A型事業所を運営しています。

　現在，事業所にはサポートスタッフ（以下，サポーター）20名と利用メンバー（以下，メンバー）約90名の方が在籍しており，メンバーの約7割は精神疾患の方です。

　メンバーの方々と社員としてかかわり，常時約20社の企業と業務提携を行いながらお仕事を通じて，社会復帰のみならず「働く喜び」を感じられる人財の輩出をめざしています。

　弊社は，障害者総合支援法における就労系障害福祉サービスに該当しますが，福祉サービスの枠を越え，障がいの有無にかかわらず，誰もが地域社会で安心して生きていくことができる世界をめざし，特に地域の企業との連携に力を入れています。

また，サポーターは，福祉業界外の経験者が8割程度と非常に多く，60％以上が20代のスタッフという若い事業所です。福祉的サポートには，まだまだ改善点や課題があるものの，推進力や一致団結のエネルギーが高く，キャリア形成の時期であるため未来の"働き方"に真剣に向き合うため，メンバーと一緒に"働く"ことについて自分事として考えることができる方が多いことが特徴です。

援助者（サポーター）が "健康"である意味

誰もが健康的な生活を営むことができることがもっともいいわけですが，今回は私たち医療・福祉業界における援助者の健康という観点から，職員が健康であることの重要性やその方法について，大きく2つをあげてみます。

1）働く誰もが健康的な暮らしをする権利がある

1つ目は，医療・福祉のような社会的インフラは「持続的」である必要があると考えています。これは，援助者の立場であった私自身の過去の失敗体験から学びました。

体力に自信があった20代に，お客様によろこんでいただくために「仕事は休んではいけない」「手を抜いてはいけない」，そんな固定観念が非常に強い状態で余裕なく仕事をしていました。

その結果，たった1〜2年で心身の過労とストレスが原因で免疫が低下してしまい，病気を発症し，数か月間まともに働くことができなくなってしまうという経験をしました。

日本には，"お客様第一"で考えるすばらしい文化がありますが，サービス提供者の心身の犠牲の上に成り立つサービスや支援は，長く続かないということを身をもって理解する貴重な体験となりました。

医療・福祉をはじめとする社会的な活動は，短期間では解決しないことが多くあります。私自身がまさに身をもって，医療・福祉は社会のインフラとして長く継続することがまず重要であることを実感しました。

私のように短期的な視点で仕事にあたることで，自身の健康を損い，その間にかかわることができたはずのメンバーと出会えなかったり，ほかのスタッフにより多くの負荷を強いることになってしまう可能性もあります。特に医療・福祉の現場で働く方々は，目の前の人に対する利他の精神が強い方も多く，自分自身の心身の疲労から目を背けている方も多くいらっしゃると思います。精神疾患の方々の社会復帰の支援は，長いおつきあいになることも多いですので，マラソンのように心身をコンディショニングしながら，援助者のペースを調整していく必要もあります。このことは業種や業態にかかわらず，「働く誰もが健康的な暮らしをする権利があること」を経営者や管理者が常に意識を向けていく必要があります。

2）自分たち自身が社会に課題を生み出さない組織になること

2つ目は，職場環境がきっかけで社会で生きづらく感じる人を生み出さない組織に，私たち支援するチームがなる必要があると考えています。

これは私たちが企業に近い立場で就労支援に

携わっているからこそいえるのですが，たとえば私たちが地域社会の就労困難な方々100人を復帰に導いたとしても，チームから101人の就労困難者を生み出していては，それが正しいあり方とは思えません。

KEIPEに働きに来るメンバーは，もともと企業で働いていた方がほとんどです。病気の発症には生育環境やライフスタイルなどさまざまな要因があると考えられますが，多くが企業内での人間関係や働き方に起因しています。つまり，「仕事」が精神疾患を生み出す原因となっている可能性が多くあると考えています。

企業とは，幸福な未来に向けて社会の課題解決を行うことが本来の姿であります。しかしながら，実際は企業の株主利益を追求するために，人の心身や資源を犠牲にし，働くことができなくなってしまう人を創り出すという課題を生み出し続けているように感じます。ですから，まず私たち自身が社会に課題を生み出さない組織になることを常日ごろから全社員，そして地域の企業に向けてメッセージとして発信をしています。

私たち経営者や管理者は，まずはスタッフ自身が1人の人間として，また生活者として，健康で笑顔で働くことができる職場をつくるということがもっとも重要なミッションになります。

しかしながら日々忙しい現場において，これは非常にハードルの高い課題であることも理解しています。なぜなら，私たちサポーターは，いつもメンバーに目を向け，心を傾けています。ふと気がつくと，自分や仲間のサポーターの心身のことをほったらかしにしているということに気づく機会が多くあります。このように知らない間に心身の健康が蝕まれてしまうケースが，私たちの会社でも数年間の間に何度もありました。現在もこのような課題に取り組み続けていることが現状です。まさにこのような実態は，医療・福祉の現場における大きな課題であると感じます。

障がい者就労支援事業に従事する私たちは，これから企業で働こうと意気込むメンバーの方々に，働くことの価値やよろこびを「私たち自身の日々のあり方」で伝え，背中を押していきたいと考えています。そのために，私たちサポーターは健康的に活き活きと生活を営むことが最重要です。

私たちKEIPEも，働くすべての人が健康であるためのチームづくりに努力を惜しまず歩んで参ります。

「働く人の孤立を防ぐ」組織のために，—すべきこと・してはいけないこと

KEIPEでは，「働く人の孤立を防ぐ」という課題を，まだ完全に乗り越えることができていません。サポートチームを運営するなかで実感したことは，「組織は生きもの」であり，「無常」であるということです。昨日の自分と今日の自分が一定の状態ではないように，チームメンバーも常に一定ではありません。また，新たなメンバーが加入したときには，チーム内で新たな化学反応が生まれます。

私たちKEIPEは，組織づくりのなかでも特に「人」における数多くの失敗も重ねてきました。たとえば，採用です。創業当初は，経営理念とミスマッチによる採用や，特性を考慮せず

に欠員の穴埋めのように採用をした結果，創業1年目の離職率が83％という散々たる結果となりました。また，経営陣と現場サポーターの視点に大きな乖離があることで，現場が混乱してしまったり，不適切な人員配置からサポーター間の信頼関係がうまく構築できずにメンバーに迷惑をかけてしまうこともありました。

このような安定しない組織で働いたことで，心身を病んでしまい離れていくサポーターもいました。当然，どの組織にも課題や失敗はあるはずですが，このような数多くの失敗体験を重ねながら，少しずつ重要なポイントが見えてきたように感じます。

そのなかで，現在私たちチームにおいてもっとも重要だと考えていることが「心理的安全性」です。心理的安全性があることで，1人1人が自分自身をマネジメントすることができ，そして仲間に対して尊敬と思いやりをもちながらも，目的・目標に向かって明確にアイディアや意見を伝えて成果をあげることができるチームとなれると考えています。

そのために，さまざまな不安な感情が生まれにくい環境を整えることで「自分らしさ」を発揮できる関係づくりや健全度の高い場づくりに注力をしています。

私たち医療・福祉現場では，当然ながら人命にかかわるような緊張感の高いケースも多くあるかと思います。そのような環境においては，小さな疑問やミスの報告などを相手の顔色をうかがってためらってしまうことが致命的な状況を生み出してしまう可能性もあります。

このような環境を生み出さないために，1人1人がよい職場環境をつくっている当事者として意識をもつ必要があります。そのためにKEIPEでは，研修や1on1ミーティングなどを通じて相互理解のための時間を意識的につくっています。あくまでも私の個人的な考えはありますが，経営者や管理者として何より大切なことは，「お客様」サポーター1人1人との対話を通じた心と心でつながる血の通った関係性づくりだと感じます。この対話こそが，サポーターの健康を守り，サポーターの孤立を防ぐための重要なポイントであると考えています。

現在も進化の途中であり，私自身も「誰もが健康的で働く喜びを感じられる」ための組織づくりを日々学び続けています。

「働くよろこび」について —疲弊している看護師へのエールを

日ごろより人命と隣合わせにある医療・福祉従事者のみなさま。コロナ禍で本当にたいへんなご苦労があったことと思います。

今日，私たち障がい者就労支援が利用される方々に社会復帰支援ができるのも，医療という土台があってこそであり，看護師のみなさまとは切っても切り離すことのできないパートナーです。

新型コロナウイルス感染症，グローバル資本主義による個人主義など，さまざまな時代背景のなかで，現代は「心」にさまざまな不安を感じる方々が多くいらっしゃいます。そのようななかで，精神疾患者を支えるみなさまは，地域になくてはならない存在であることは誰も疑いません。現場では，大きなよろこびや楽しみの反面，非常に困難な課題や悲惨な現実も多くあろうかと思います。しかし，地域社会にとって

必要不可欠なみなさまであるからこそ，1人1人が「志」をもち，仲間と地域医療の未来をありありとイメージし，声をあげ，発信と実践を継続していくことで，いつの日か笑顔で暮らせる人が街に溢れる，よりよい地域へと変わっていくことを信じています。

私たち障がい者就労支援の業界においても，「障がいを特別なものにせず，誰もがそこに居ていい社会」を志し，1歩ずつ歩んでまいります。地域や業種を越えて，みなさまとともに健康的で笑顔溢れる未来を築いていけることを心より願っております。

以下では，KEIPEの管理者からチームづくりにおいて日ごろ心がけていることを紹介します。

1人の人としてともに
働くということ（風間）

就労継続支援A型はほかの就労支援と異なり，会社と本人とで雇用契約を結び就労の機会の提供をする場のため，福祉の面と仕事の面の両立を大事にしていくことが必要です。仕事ばかりにフォーカスし，精神的に苦しくなる人もいたり，サポートが過ぎることで依存型の人材をつくり出してしまうことも事実です。私たちは本人の意思や思いを育めるかかわり，そして自己実現ができるサポートを日々追求しています。

KEIPEの理念である『心が満たされる場・働く喜びを伝える人を創る』を全従業員が大切にし，常に学び，仕事を通じてよろこびや感動をみんなで共有しています

私は10年ほど福祉の業界にいますので，援助者が疲労やストレスで疲弊している姿を多く見てきました。私自身も21歳のころに自律神経失調症という診断を受けたことがあります。シフト制で働いていたころは土日祝日も関係なく，欠員が出たことにより，プライベートよりも仕事に入らざるを得なくなってしまったことも何度もありました。知らず知らずのうちに疲労とストレスを抱えていたと思います。めまいから始まり，嘔吐，食事もまともに摂れなくなってしまうことがありました。服薬をしながら仕事をしていましたが，食事も摂れませんでしたのでフラフラの状態でした

体調がよくないときはとにかく目の前の仕事をただこなすだけの人になっていました。決して質のよいケアができていたとは思えませんし，とにかく「自分のために仕事をしていた」という言葉がピッタリだったかと思います。

あきらかに具合が悪そうにして下を向いている人に，あるいはいつも怒っている人に援助されたいでしょうか。援助をされる側の立場に立って考えたとき，シンプルに「どんな人に援助してもらいたいか」を考えて行動できる余裕をもっていたいと思います。

医療・福祉に従事されている方々は「目の前の人のために」と"利他"の心をもっている方が多くいらっしゃるぶん，自分自身に目を向けていない方は多くいるのではないかと感じます。自然と自分から目を背けてしまっている人も多いのではないでしょうか。自分のいまの心のモヤモヤはなんだろうか，何にモヤモヤしているのだろうか，何に不安を感じているのだろうかを自覚し振り返ることが重要です。そしてケアをする立場の人が「自分から相手に幸福を伝え

ていく役割」を担ってほしいと思っています。

そして、仲間の疲弊や負担にも目を向けることが必要です。人には得意不得意があり、思ったことを伝えられる人と、弱い面を見せてはいけないと我慢する人といると思います。勝ち残ったから偉いわけではありません。精神的に強いから援助ができるではないと思います。職場という場で成長につながる支援ができるか、人として学ぶ場をどれだけ提供できるかということを大切に、心の健康増進に向けた活動をしていきたいです。

「ありのまま」でいられるチームをめざす

最近「心理的安全性」という言葉をよく耳にします。私たちもこのことを学びながら取り組みをしていますが、現場では「SOSを出せなかった」「言ったら『弱い人』だと思われるかもしれない」という言葉はまだ聞かれます。チームで助け合うことができていないのに大切な利用者に力を注ぐことができるのか、チームとして「誰のためになんのためになぜこの仕事をしているのか」ということを私自身、深く考えています。

KEIPEの文化として「やってみ」という言葉があります。山梨県の方言で「やってみるじゃん」「やっちゃあ」「やるじゃん」「やってみちゃ〜」という言葉があるのですが「やってみ」という言葉を大切にしたことで「自発的」な文化が根づきました。フォローするから「やってみ」を大切にすることで孤立をせずに、相談に乗りながら対話をしながら援助をすることができる

反面、「やってみ＝やれよ」と、強制するようなニュアンスで受け取ってしまうケースもあるようです。日ごろから相互理解を深めるためのコミュニケーションやお互いが支え合えるような関係性を追求することが必要だとあらためて感じています。

「心理的安全性」とはチームのためや成果のために必要なことを発言したり、試してみたり、挑戦してみても安全であると誰もが感じられるいうことです。ただ、安全を大事にするといっても、目標自体を低く設定するのではなく、常に妥協点は高く保ち、さらに進化するチームをめざすことが必要だと感じます。

チームを牽引するリーダーは完璧である必要はないと思っています。「ありのまま」をめざし、不安だったことや苦しかったこと、弱音も見せていいんだという場を意図的につくっています。サポーターだから完璧。リーダーだから完璧なんてことはありません。チームがあり、仲間がいてこそ、サポートができる。このことを大切にしています。その先には1人1人のセルフマネジメントがあります。サポーターがみずからの考えを言いやすい環境をつくるためにも、管理者である私自身の弱みを自己開示しています。

最後に―働くよろこびについて

新型コロナウイルス感染症が流行し、いつも緊張感をもって活動をしていらっしゃる医療・福祉従事者のみなさんいつも本当にありがとうございます。特に福祉で活動をしている私たちは医療という土台があるからこそ活動ができて

います。職場でクラスターが発生してはいけないとプライベートでも緊張していることと思います。命あっての仕事でありますので，身体を大事にしていただきたいです。山梨県は山に囲まれ少し山を登れば景色がきれいな場所がたくさんあります。

　私事ですが，昨年，森林セラピーを受けました。そのときは仲間との関係で悩み，思うようにいかないことが続いていた時期でした。木々に囲まれた空間で耳を澄まし風の流れを感じ，音を感じ，匂いを嗅ぎ，土を触り「大地に生かされている」と感じました。子どものころ，土や虫を触っていましたが，大人になってから自分から土や虫に触る機会はあまりなかったので，どこか懐かしい匂いもあり心が本当に楽になりました。

　読者のみなさまのなかには，コロナ禍以前から心身ともに疲弊して，ギリギリの状態で仕事を続けている人もおられるかもしれません。仕事が忙しくてそれどころではないのはわかりますが，自然に触れ，自分自身を開放するような機会をもってほしいと思います。私は森林セラピーで楽になりました。みなさんも，自分の命に目を向け，1日1日を大切に過ごしてください。

スーパー救急病棟における双極性障害に対する集団心理教育の取り組み

PRACTICE REPORT

 プログラム立ち上げ経緯

双極性障害は，軽躁・躁病エピソード，抑うつエピソードの再発・寛解をくり返す慢性疾患で，欧米での有病率は成人人口の約4%と報告され[1]，軽度および非定型のものを含めると約6.5%に達する可能性があるとの報告もある[2]。わが国の有病率について正確な数値は判明していないが，厚生労働省によると約0.7%程度ともいわれている。双極性障害は直接的（入院や医療資源の負担）にも，間接的（休業日数や生産性の低下）にも社会的・経済的な損失が大きい疾患である[3,4]。再発率や自殺のリスクも高く[5~9]，急性期のみならず維持期においても薬物療法を継続することが重要となる。一方で，双極性障害患者の治療アドヒアランスは良好とはいえず，疾患の否認などの要因によりアドヒアランスが悪化し，再発をくり返すケースも少なくない[10~12]。このように障害の影響，再発，高い自殺リスクなどの問題があり，患者や家族に対して，薬物療法のみならず，心理的支援も含めた多面的な治療介入の必要がある。

近年，双極性障害には薬物療法と心理社会的な治療を組み合わせることで，治療効果が高まることが実証されてきている。心理社会的な治療の1つとして心理教育がある。心理教育とは，知識や情報の伝達・共有，ストレスや症状への対処法・対人技能のトレーニング，医療者ならびに集団構成員による心理的サポートをとおして，患者およびその家族やコミュニティへの認知と行動への働きかけを行う心理療法と教育との統合アプローチであるとされており[13]，主な目的は再発の予防と長期予後の改善である。

Francesc Colom（以下，Colom）らは，無作為化比較試験にて，集団心理教育群がコントロール群と比較して，再発回数，再発率を低下さ

◉〈執筆者〉

芳野昭文　よしの あきふみ[1]
小松 浩　こまつ ひろし[2,7]
高梨央康　たかなし ひろやす[3]
酒井道代　さかい みちよ[4]
大野高志　おおの たかし[5]
角藤芳久　かくとう よしひさ[6,8]

1) 宮城県立精神医療センター（宮城県名取市）
　　看護部 副看護師長
2) 同 医局 非常勤医師
3) 同 医局 主任医長
4) 同 リハビリテーション科 科長／作業療法士
5) 同 医局 医療局長
6) 同 院長
7) 東北大学病院（宮城県仙台市）精神科助教
8) 東北大学大学院医学系研究科地域精神医学講座
　　（宮城県仙台市）教授

せ，さらにエピソードの再発までの期間を遅らせ，入院回数，期間も減少させることを立証した[14]。集団心理教育の効果は5年間の長期にわたって維持されることも立証されている[15]。またParikhらによると，6回の集団心理教育は，20回の個人認知行動療法と比較して，症状軽快と再発予防において差異はなく，費用対効果の面で集団心理教育が勝ることも示された[16]。さらに，Miklowitzらは個人心理教育と集団心理教育では，効果は同等で提供する側の負担が少なく，費用対効果が勝る集団心理教育を推奨している[17]。このように，双極性障害の集団心理教育プログラムは再発防止のみならず，費用対効果においてもすぐれた心理社会的支援であると考えられる。Colomらは集団で心理教育を行うメリットに，①モデリングができる，②患者間のサポート意識が促される，③スティグマを減らせる，④病気の早期発見が促される，⑤患者の社会的ネットワークが増える，⑥より効率的，経済的である，と述べている[18]。

宮城県立精神医療センター（以下，当院）では，2つの精神科救急入院料病棟（以下，スーパー救急病棟）の運営を行っている。その役割は，入院患者の躁状態や自殺のリスクを回避し，急性期症状をすばやく改善するとともに，3か月以内に地域生活へ戻ること，そして地域生活が持続できるような支援を行うことである。年間のスーパー救急病棟入院患者を疾患別にみると約5〜6割が統合失調症であるが，双極性障害も約2割と決して少なくない。当院ではこれまで，統合失調症患者を対象にした心理教育や家族教室などの心理教育プログラムは実施していたが，双極性障害を対象とした心理教育プログラムはなかった。そこで双極性障害患者を対象に，スーパー救急病棟入院中からでも参加できる集団心理教育プログラム（以下，プログラム）を立ち上げるため，2016（平成28）年より医師，看護師，作業療法士，薬剤師，公認心理師，精神保健福祉士を含む有志で集まった多職種メンバーでプログラム立ち上げの準備にとりかかった。

プログラムの立ち上げ

プログラムを立ち上げるために，双極性障害の心理教育に関する知識をスタッフ間で共有する必要があった。まずは2012年刊行のColomらが作成した双極性障害の心理教育マニュアル[18]を用いて有志で集まった多職種メンバーで輪読会を行った。

Colomらのプログラムは，5つのユニットによって構成され，計21セッション，1セッション90分を約半年かけて行うものである。Colomら以外のグループにより，有効性が示されたプログラムも7〜12回のセッションと長く[20]，当院でそのまま実施することは難しいと考えられた。そのため，前述のColomらの集団心理教育マニュアルなどを参考に，当院でも実施可能な簡易化したプログラムの立ち上げをめざし，具体的なプログラムの内容の検討やプログラム用のテキスト作成などにとりかかることにした。

2017（平成29）年7月，すでに双極性障害を対象にした集団心理教育を実践していた医療法

人社団更生会草津病院（広島県広島市）を視察し，集団心理教育に携わっている医師，臨床心理士らから集団心理教育の内容をご教示いただき，実際の様子も見学させていただいた。対象者は主に外来のデイケア利用者であったが，具体的なプログラムを考えるうえで非常に貴重な体験をさせていただいた。草津病院の取り組みを参考に，当院でも実施可能なプログラムの内容や各回の担当者，患者のリクルート方法を決め，プログラム用のテキストを作成した。さらにプログラムの効果を検証するための研究が2017年に当院倫理委員会で承認されたため，同意を得られた患者を対象にその効果の検証する研究を継続している。

プログラム内容

〈対象者〉精神障害の診断・統計マニュアル第5版（以下，DSM-5）による診断基準で，双極I型障害，双極II型障害の診断基準を満たした患者を対象としている。また知的発達障害を併存する患者，自傷他害のリスクが高い患者は除外基準としている。

〈プログラム担当者〉プログラム担当者は，医師2名，作業療法士，病棟および外来看護師，薬剤師，公認心理師，精神保健福祉士で構成されている。

〈頻度・時期〉年間4クール程度，1クール6回，週1回（60分／回）で実施している。

〈メンバー選定〉各クール前にスタッフで集まり2〜4人程度の患者を選定している。

〈事前準備〉主治医の許可を得たうえで，プログラムについて説明し参加の同意が得られた患者に実施している。

〈プログラムの流れ〉毎回決められたテーマにそった内容とし，各回の終了時には，次回のプログラム内容に関連したホームワークを設定している。セルフモニタリングを目的とした社会リズム記録表の記入をホームワークの一部としている。社会リズム記録表は，睡眠時間や，同調因子となる「起床（ベッドから起きる）」「他人と最初に接する」などの時刻の5因子，対人関係の刺激の度合い，軽躁・躁の早期サイン，うつの早期サイン，気分状態の段階，服薬のチェック，1日の活動内容を記載するものである。プログラム全6回をとおして社会リズム記録表の記入方法について説明し，説明を終えた項目から記入してもらい，プログラム終了日に社会リズム記録表のすべての項目の記入が完成するようにしている。各回のプログラム内容の概要を以下に示す。

1）第1回「双極性障害ってなんだろう」

医師が担当し，プログラムの目的，双極性障害のメカニズム，頻度，予後，原因や誘因の違い，治療中断することにより再発リスクが高まることを学んでもらう。さらに双極性障害に対してのイメージや個人の目標についてメンバー同士で話し合う。ホームワークとして，躁症状やうつ症状について記載し，社会リズム記録表に毎日の睡眠時間を記録してもらう。

2）第2回「躁・軽躁状態とうつ状態」

看護師が担当し，DSM-5をもとに「躁状態（躁

病エピソード)・軽躁状態(軽躁エピソード)」「うつ状態(抑うつエピソード)」の各症状や双極Ⅰ型障害や双極Ⅱ型障害の違いについて学ぶ。躁状態および抑うつ状態で出現する気分,思考,行動面の症状について説明し,患者自身の症状について振り返り整理する。その際に,普通の状態を0として,躁症状,うつ症状を重症度に応じて3段階に分けて記載する。ホームワークとして,過去の症状とその出現時期について記載し,1日の気分の状態を社会リズム記録表に記録してもらう。

3) 第3回「経過の理解とライフチャート」

作業療法士が担当し,ライフチャートを作成する。横軸となる時間に患者が現在まで起こった主なライフイベントに加え,縦軸で気分の高さを示すグラフを作成することで,これまでの躁病(軽躁病)抑うつエピソードについて振り返り,エピソードの誘因について理解を深める。ホームワークとして,ライフチャートを見直し,社会リズム記録表に日中に行った活動を記録してもらう。

4) 第4回「双極性障害の治療」

前半は公認心理師が担当し,服薬アドヒアランスにかかわる否認について,否認を乗り越えるために必要なことについて学ぶ。さらに,心理療法について,心理教育のほかに対人関係・社会リズム療法について学ぶ。後半は薬剤師が担当し,気分安定薬,非定型抗精神病薬,補助薬の効果・副作用について学ぶ。さらに,薬の飲み忘れや副作用が出現したときの対処法につ

いて患者やスタッフの間で話し合いをする。ホームワークとして,躁状態とうつ状態の前兆について記載し,服薬の有無について社会リズム記録表に記録してもらう。

5) 第5回「再発の早期発見」

医師が担当し,通常の状態から躁状態あるいはうつ状態の再発時にみとめられる早期の前駆兆候や早期症状(早期サイン)について学ぶ。第2回で作成した躁状態およびうつ状態に関する患者自身の症状リストや,早期サインの具体的な例を参考にし,躁状態とうつ状態の早期サインリストを作成する。さらに早期サインリストから再発が疑われたときのための対処法についても講義を行い,患者自身の対処法について考える。ホームワークとして,自分の躁状態とうつ状態の早期サインを社会リズム記録表に記録し,早期サインについてセルフモニタリングしてもらう。

6) 第6回「規則正しい社会リズムについて」

前半は公認心理師が担当し,社会リズムの乱れが再発に及ぼす影響や社会リズムを維持することの重要性を学ぶ。そこで社会リズムを維持するための17項目の同調因子のうち特に5つの同調因子に焦点をしぼり,普通の状態,躁状態,うつ状態のときの5つの同調因子の時刻を振り返って記載してもらう。さらに,プログラム終了後も社会リズム記録表に同調因子の時刻について記録してもらう。後半は精神保健福祉士が担当し,社会資源について説明を行う。最後に,各回を振り返り,躁状態,うつ状態の際

表1　患者基本属性

	全体（N=29）	外来患者（N＝14）	入院患者（N=15）
年齢（歳±標準偏差，年齢幅）	50.7±13.8, 21-76	46.6±14.3, 21-71	54.5±12, 26-76
診断（双極Ⅰ型障害／双極Ⅱ型障害）	18/11	8/6	10/5
入院日数（日±標準偏差），最小-最大	90.1±44.5, 40-211	－	90.1±44.5, 40-211
入院回数（回数±標準偏差）	2.8 ±2.0	2.4±2.2	3.1±1.8
入院形態（任意入院／医療保護／措置入院）	2/10/3	－	2/10/3

表2　入院患者のプログラム初回参加時点の入院日数

	全体（N=29）	双極Ⅰ型障害（N＝10）	双極Ⅱ型障害（N＝5）
入院日数（日±標準偏差），最小-最大	54.4±27.0, 26-140	60.6±30.5, 26-140	42.0±9.9, 31-51

の気分のコントロールプラン（クライシスプラン）を完成してもらい，プログラムのまとめを行い終了となる。後日，社会リズム記録表やクライシスプランを診察時に活用してもらう。

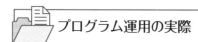

プログラム運用の実際

　2016年からの準備期間を経て，2018年1月からプログラムの運用を開始した。運用開始からの約3年間，入院患者の病状とプログラム開始日のタイミングが合わず，対象者が集まらない時期や，2020年2月から9月までの期間は新型コロナウイルス感染症の流行による影響で開催を中止しなければならないこともあった。さらに，プログラムに興味があっても退院後は他院に通院する，あるいは遠方であるため参加できないという理由で，入院患者の一部はプログラムに参加できないこともあり，対象者の確保が課題になっていた。そこで対象者を増やすため，プログラム開始当初は2病棟あるスーパー

救急病棟のうち1病棟の入院患者を対象としていたが，段階的に2病棟へ，さらに，外来患者へと対象者を拡大し現在にいたっている。

　表1に患者基本属性を示す。現在までのプログラム参加者総数は29名である。平均年齢は50.7歳とやや高めであるが，21歳から76歳と幅広い年齢の患者が参加していた。入院患者の入院日数では，平均90.1日であるが，中央値でみると75日であった。スーパー救急病棟では3か月以内の自宅退院が求められるが，入院期間が3か月を上回った患者が15名中3人おり，もっとも入院日数が長い患者の入院日数が211日であったことから，全体の数値に影響がみられたものと考えられる。診断内訳では，入院患者と外来患者のいずれも双極Ⅰ型障害が多く，入院形態でみた場合には，スーパー救急病棟入院中もあって，非自発入院患者の対象が86.7％であった。

　表2にプログラム初回参加までの入院日数を示す。双極Ⅰ型障害患者では，双極Ⅱ型障害患

表3　脱落患者一覧

	開始時期	年齢	性別	DSM-5	再入院	脱落時期
A	入院	50代	女性	Ⅱ型	有	5・6回目
B	外来	60代	女性	Ⅰ型	無	2・5・6回目
C	入院	60代	男性	Ⅰ型	無	4・5・6回目
D	外来	30代	女性	Ⅱ型	無	4回目から個別で実施

表4　再入院患者一覧

	開始時期	年齢	性別	DSM-5	入院形態	再入院迄日数	入院理由
A	入院	50代	女性	Ⅱ型	医療保護	161	脱落後入院，うつ状態の再燃
B	入院	60代	女性	Ⅰ型	任意	319	住居環境の問題
C	入院	50代	男性	Ⅰ型	医療保護	111	怠薬による躁状態の再燃
D	外来	20代	女性	Ⅱ型	医療保護	237	うつ状態の再燃
E	外来	30代	女性	Ⅱ型	医療保護	109	躁状態の再燃

者よりもプログラム初回参加までの入院日数が長かった。これは双極Ⅰ型障害患者では，躁状態が落ちついてプログラムに参加できるまでに双極Ⅱ型障害患者よりも時間を要した可能性が考えられた。

　表3に脱落患者一覧を示す。29名のうち25名が最後までプログラムに参加することができた。一方，4名が途中脱落した。3名は病状の悪化による脱落であった。残りの1名は集団で行うプログラムになじめなかったことによる脱落であったが，4回目以降のプログラムに関しては個別にデイケアスタッフがフォローした。脱落者のうち1名がプログラム終了後再入院となっている。

　次いで，表4で再入院患者を示す。プログラム途中で脱落した1名を加え，再入院となった患者は5名であった。1名は住居環境が悪化したことによる休息目的の任意入院であった。5名の患者のプログラム終了後から入院までの平均日数は199日（±72.0）であり，3か月以内に再入院した患者はいなかった。

　プログラム終了後の患者アンケートでは，「楽しく自分の病気を学べた」「とても満足しています」など肯定的で前向きな意見が数多く聞かれた。また病棟スタッフからも，入院中に知り得なかった患者の理解やその苦しみを知り，症状や悪化の早期発見についての視点も勉強になったなどの意見が聞かれた。1クールが終わるたびに患者の感想や課題を整理，適宜テキストの修正を行い，現在にいたっている。

　心理教育を多職種で実施することの利点は，職種をこえて疾患や心理教育についての共通の理解を深めることができ，薬物治療や社会資源といった，より個別性の高い疑問にも専門的に

対応ができること，効率的に行えることであると考えている。プログラム中に参加者の疑問に十分に対応できなかったため薬剤師による個別の服薬指導に結びついたケースもあった。

今後の課題

　プログラムの参加条件として参加時点で病状が安定している患者としているが，途中で病状悪化により4名の脱落がみられた。入院患者であれば病状の再燃なども考慮し，たとえば各回の心理教育中に限らず，入院している利点も活かして多職種で情報共有をはかりながら，個別で負担を軽減した手厚いサポートが可能であるが，外来患者では個別でのサポートが困難な場合もあり脱落後のフォローが課題である。

　さらに，再発予防に気分のコントロールプランや社会リズム記録表を使ったセルフモニタリングが役立つと伝えているが，プログラム終了後に継続できずに中断してしまうケースもあり，どのようにすれば長く継続してもらえるかも課題である。

おわりに

　双極性障害者の心理教育は，日本うつ病学会の双極性障害ガイドライン[21]においても，維持期におけるもっとも推奨される心理社会的治療に位置づけられている。今回，双極性障害の集団心理教育を実践して感じたことは，自己の疾患を学んで理解したいと感じている対象者が多く，家族も参加してほしい，もしくは家族も一緒に参加したいと申し出てくる方までいたことから，患者と家族にとって双極性障害の心理教育のニーズは想定した以上に高いと考えられた。これからもできるだけ多くの方に参加してもらえるよう，スタッフ一同がんばっていきたい。

〈引用・参考文献〉

1）Robert M A Hirschfeld, Joseph R Calabrese, Myrna M Weissman, Michael Reed, Marilyn A Davies, Mark A Frye, Paul E Keck Jr, Lydia Lewis, Susan L McElroy, James P McNulty, Karen D Wagner：Screening for bipolar disorder in the community. Journal of Clinical Psychiatry, 64（1）, p.53-59, 2003.
2）J Angst：Epidemiology of the bipolar spectrum. L'Encéphale, 6, p.37-42, 1995.
3）Ron Z.Goetzel, Kevin Hawkins, Ronald J.Ozminkowski, Shaohung Wang：The health and productivity cost burden of the "top 10" physical and mental health conditions affecting six large U.S. employers in 1999. Journal of occupational and environmental medicine, 45（1）, p.5-14, 2003.
4）R.J.Wyatt, I.Henter：An economic evaluation of manic-depressive illness—1991. Social Psychiatry and Psychiatric Epidemiology, 30（5）, p.213-219, 1995.
5）M B Keller, P W Lavori, W Coryell, J Endicott, T I Mueller：Bipolar I：a five-year prospective follow-up. The Journal of Nervous and Mental Disease , 181（4）, p.238-245, 1993.
6）Eduard Vieta, Antoni Benabarre, Francesc Colom, Cristòbal Gastó, Evaristo Nieto, Aurora Otero, Julio Vallejo：Suicidal behavior in bipolar I and bipolar II disorder. The Journal of Nervous and Mental Disease, 85（6）, p.407-409, 1997.
7）Eduard Vieta, Cristòbal Gastó, M J Martinez de Osaba, Evaristo Nieto, T J Canto, Aurora Otero, Julio Vallejo：Prediction of depressive relapse in remitted bipolar patients using corticotrophin-releasing hormone challenge test. Acta Psychiatrica Scandinavica, 95（3）, p.205-211, 1997.
8）Eduard Vieta, Cristòbal Gastó, Aurora Otero,

Evaristo Nieto, Julio Vallejo：Differential features between bipolar I and bipolar II disorder. Comprehensive Psychiatry, 38（2）, p.98-101, 1997.

9）Eduard Vieta, Evaristo Nieto, Cristòbal Gastó, E Cirera：Serious suicide attempts in affective patients. Journal of Affective Disorders, 24（3）, p.147-152, 1992.

10）Ross J. Baldessarini, Richard Perry, James Pike：Factors associated with treatment nonadherence among US bipolar disorder patients. Human Psychopharmacology, 23（2）, p.95-105, 2007.

11）Francesc Colom, Eduard Vieta, Anabel Martínez-Arán, María Reinares, Antonio Benabarre, Cristòbal Gastó：Clinical factors associated with treatment noncompliance in euthymic bipolar patients. Journal of Clinical Psychiatry, 61（8）p.549-555, 2000.

12）Martha Sajatovic, Mark S Bauer, Amy M Kilbourne, Julia E Vertrees, William Williford：Self-reported medication treatment adherence among veterans with bipolar disorder. Psychiatr Services, 57（1）, p.56-62, 2006.

13）乾吉佑, 氏原寛, 亀口憲治, 成田善弘, 東山紘久, 山中康裕編：心理教育ハンドブック創元社, p.280-288, 2005.

14）Francesc Colom, Eduard Vieta, Anabel Martínez-Arán, María Reinares, José Manuel Goikolea, Antonio Benabarre, Carla Torrent, Mercè Comes, Barbara Corbella, Gemma Parramon, Josep Corominas：A randomized trial on the efficacy of group psychoeducation in the prophylaxis of recurrences in bipolar patients whose disease is in remission. Archives Of General Psychiatry, 60（4）, p.402-407, 2003.

15）Francesc Colom, Eduard Vieta, J Sánchez-Moreno, R Palomino-Otiniano, M Reinares, J M Goikolea, Antonio Benabarre, Anabel Martínez-Arán：Group psychoeducation for stabilised bipolar disorders：5-year outcome of a randomised clinical trial. The British Journal of Psychiatry, 194（3）, p.260-265, 2009.

16）Sagar V Parikh, Ari Zaretsky, Serge Beaulieu, Lakshmi N Yatham, L Trevor Young, Irene Patelis-Siotis, Glenda M Macqueen, Anthony Levitt, Tamara Arenovich, Pablo Cervantes, Vytas Velyvis, Sidney H Kennedy, David L Streiner：A randomized controlled trial of psychoeducation or cognitive-behavioral therapy in bipolar disorder：a Canadian Network for Mood and Anxiety treatments（CANMAT）study. Journal of Clinical Psychiatry, 73（6）, p.803-810, 2012.

17）David J Miklowitz, Jan Scott：Psychosocial treatments for bipolar disorder：cost-effectiveness, mediating mechanisms, and future directions. Bipolar Disorders, 11（Suppl 2）, p.110-122, 2009.

18）Francesc Colom, Eduard Vieta, 秋山剛, 尾崎紀夫監訳：双極性障害の心理教育マニュアル—患者に何を, どう伝えるか. 医学書院, 2012.

19）井上敦子, 小林清香, 小林清香, 菅原裕子, 長谷川大輔, 稲田健, 坂元薫, 石郷岡純：双極性障害の集団心理教育の取り組み〜本試行を開始して〜. 日本心理教育・家族教室ネットワーク研究集会大会プログラム・抄録, 19, p.50, 2016.

20）Alison Perry, Nicholas Tarrier, Richard Morriss, Eilis McCarthy, Kate Limb：Randomised controlled trial of efficacy of teaching patients with bipolar disorder to identify early symptoms of relapse and obtain treatment. The BMJ, 318（7177）, p.149-153, 1999.

21）日本うつ病学会：日本うつ病学会治療ガイドライン Ⅰ.双極性障害 2020. https://www.secretariat.ne.jp/jsmd/iinkai/katsudou/kibun.html（2021年9月3日最終閲覧）

本との話

都築歩美　つづき あゆみ
株式会社円グループ訪問看護ステーション卵
（東京都立川市）所長／看護師／保健師

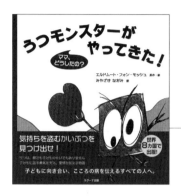

うつモンスターが やってきた！
ママ，どうしたの？

エルドムード・ファン・モッシュ 原作・絵　**みやざきなおみ** 訳
ラグーナ出版　定価1,760円（本体1,600円＋税10%）　2021

　この絵本は，うつにとりつかれてしまった母親ロシーについて，「ママは，リケのこと，おこっているのかな？」と葛藤しながらも「うつモンスター」と出会い，5歳のリケの視点で母親への理解を深めていく絵本である。

　主人公のリケは4人家族である。リケとまだ赤ちゃんの弟トミー，ママのロシー，パパのベルントの4人で暮らしている。

　ある日曜日，リケを起こしにきて，歌を歌って，おはようのキスをしてくれるはずのママがやってこない。不思議に感じるリケにパパは「ママは，まだベッドにいるよ」と教えてくれ，ママが寝ている部屋のドアをそおっと開けると……。ママがとても悲しそうな表情をしてリケのほうを向いている。「ママ，どうしたの？　かなしいの？」とリケは尋ねるが，ママは何も言わずにまた目をつむってしまった……。リケがはじめて母親のうつ状態をま

のあたりにする場面である。

訪問で出会う子どもたち

　精神科に特化した訪問看護ステーションで仕事をしていると，精神疾患をもちながら子育てをしている母親の支援にあたる機会を多くいただく。母親はもちろん，家族，特に子どもたちへの支援も重要だと実感しながら訪問を行っている。母親が病気なのは自分のせいではないかと自分を責める子ども，母親が心配でそばを離れたがらない子ども，食事の準備，買い物や家事などを担う子ども，母親代わりとなってきょうだいの面倒をみる子ども，母親が内服継続できるかを心配する子ども，アルコールやギャンブルの課題がある母親の行動を心配する子ども。訪問の場で出会う子どもたちのおかれた状況や背景はさまざまだ。

　近年，なんらかの疾患や障害をもつ親のケアを担う子どもは「ヤングケアラー」として，支援の重要性に焦点があてられるようになってきた。本誌2021年7月号に

も「ヤングケアラー」への支援について特集が組まれているので参照されたいと思うが，1人1人の子どもたちも主体的に生きる権利を有している存在として，ていねいに彼らの思いに寄り添って支援していくことが大切である。

　ママの変化にリケは「ママは，リケのこと　おこっているのかな？」「おとなはだれも，ママがどうしたのか，おしえてくれません。みんな　ほんとうに何も知らないの？」と不安感に襲われる。大好きなママが，突然元気をなくしてしまったら……。5歳のリケが状況を理解できず，「自分が悪いことをしたんだろうか」と自責感に苛まれ，不安を覚えるのは当然の心境だろう。突然，真っ暗なトンネルにひとりで放り出されたような感覚だろうか。子どもにとって，母親の「うつ」を理解することは非常に難しい。リケがママに尋ねる印象的な場面がある。

　「ママ，ママは　リケに　おこっているの？」「ぜんぜん　そんなことないわ。リケは　何も　わる

いことを　していないのよ」「じゃあ，まだリケのこと　すき？リケのこと，おこってない？」ママはリケをしっかりとだきしめてこう言います。「ママは，リケのことがすごく，すごくすきなの。リケは　ママの　だいじな　たからものだもの！　それに，トミーも　パパも，とてもすき。モンスターが，心から　たのしいきもちや　うれしいきもちを　ぬすんでしまったから，ママは自分のきもちを　とりもどさないといけないの。わるいのはぜんぶモンスターなのよ！　だから，リケは，しんぱいしないで。ママだけがモンスターを見つけ出して，おい出せるってことをわすれないでね」それを聞いたリケは，ようやくげんきを　とりもどしました。

小児期の体験こそ

　アメリカの国立研究機関CDC（疾病予防管理センター）で，V.J.Felitti医師らが行った疫学的な研究「ACE研究（ACE study）」は，逆境的な子ども時代の体験と後の健康上のリスクとの関係に焦点をあてた研究である。ACEとは「逆境的な子ども時代の体験」をさし，小児期や思春期に経験した精神的または身体的なストレス要因と，子どもの家族における機能不全の逆境的境遇のことであるとされている。またACEは，子ども虐待および機能不全家族により歳月の経過によって自然に癒されることができない影響をもたらすと考えられている[1]。これらはヤングケアラーにもたらされるその後の影響にも重なる部分があるのではないだろうか。また，川野は，幼児・児童期の逆境的な出来事は否定的な体験として強く残り，その後，類似の出来事が生じると，影響を受けてその結果，不適応的な行動を引き起こすことがわかる。児童・思春期精神医療に携わる看護師は，逆境的な体験を十分に理解して，再トラウマ体験を引き起こさないこと，トリガーになりそうな対応や環境を見直すことが必要であると述べている[2]。

　リケの場合は，自分の状況を「うつモンスターのせいなのよ」と説明するママの言葉で心から安心できたことは言うまでもない。リケのように，母親の状況を「自分のせい」ととらえて傷ついている子どもは非常に多いだろう。そのような子どもたちに対し，「あなたのせいじゃないんだよ」「ママはどんなことがあってもあなたのいちばんの味方で，いちばん大好きなんだよ」とこれからもしっかり伝えていきたい。子どもにとって母親の存在そのものが，かけがえのない宝だと思えるように。

〈引用・参考文献〉
1）厚生労働省：逆境的小児期体験が子どものこころの健康に及ぼす影響に関する研究. https://mhlw-grants.niph.go.jp/system/files/2019/192011/201907005B_upload/201907005B0011.pdf（2021年8月30日最終閲覧）
2）川野雅資：トラウマ・インフォームドケアを臨床で展開する. 精神科看護, 48(2), p.10, 2021.

子どものこころを育むケア

児童・思春期精神科看護の技

編著 **船越明子** (神戸市看護大学看護学部 教授)

【内容紹介】

たぶん, いまやってること自体が, 正解なのか不正解なのかもよくわからずにきたからかもしれないです (児童・思春期精神科看護に従事する看護師の語りから)。

眼にはみえにくい「こころのケア」。しかし日々実践している熟練看護師のケアのノウハウや "技" は確実に存在します。本書はその "技" を熟練看護師の語りを通じて可視化し, 提示することで, 成人の看護とはまた異なる難しさに直面し疲弊している児童・思春期精神科看護ケアの実践者のみなさんに, "いま目の前にいる子どもにできるケアとは何か" を大筋で下記の2点に整理し, 紹介するものです。

◆ **本質的な問題に取り組む**:「①問題行動に対処する」「②言動の奥にある本質的な問題を把握する」「③言動の奥にある本質的な問題に踏み込む」
◆ **治療的な信頼関係を構築する**:「①特定の子どものアタッチメント対象となる」「②特定の子どもとアタッチメントを形成する」「③アタッチメント対象を拡大させる」「④アタッチメント対象になる準備をする」

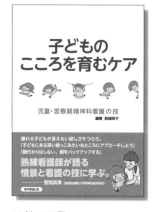

A5判　168頁
2020年8月刊行
定価2,200円
（本体価格2,000円＋税10%）
ISBN978-4-86294-065-0

【主な目次】

第1部 本質的な問題に取り組むための3つのプロセス
①問題行動に対処する
②言動の奥にある本質的な問題を把握する
③言動の奥にある本質的な問題に踏み込む

第2部 治療的な信頼関係構築の4つのプロセス
①特定の子どものアタッチメント対象となる
②特定の子どもとアタッチメントを形成する
③アタッチメント対象を拡大させる
④アタッチメント対象になる準備をする

第3部 ほかの専門分野と協働する
多職種で連携する
大人の病棟で子どもを看護する

［事例］
思春期の看護の醍醐味・チームで支えあい, 患児とともに成長する組織へ・児童への看護・外来相談支援のなかでの患者・家族支援・「対話」の場を創造していく

［コラム］
病棟師長としての経験から・精神科医の視点から・保育士の立場から・作業療法士の観点から

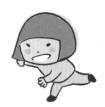

※掲載内容は事前に予告なく変更を行うことがあります。

「山根モデル」による ひきこもり支援の効果

社会的距離症候群（Social Distancing Syndrome：SDS）というとらえ方

話を聞くだけで終わらない 家族支援の必要性

2015（平成27）年から山口県の宇部市とともにひきこもりの当事者と家族への支援をスタートさせました。それから6年半，誰からも理解されず苦悩を抱えてうつ状態になってしまったり，限界を迎え「この子を殺して私も死のうか」というところまで追い込まれてしまったりしたご家族と向き合ってきました。こうした家族の大半は，過去にどこかに必ず相談をされています。しかしどこへ行っても，「親の育て方が悪い」と責められたり，ただ話を聞いたりするだけで終わってしまうといった経験をおもちです。子どもさんからの暴言や暴力で地獄のような毎日が続きます。それに対して一生懸命に“がんばる”のですが，がんばればがんばるほど，子どもの心は遠ざかります。だからこそ，話を聞くだけで終わらない，そんな家族支援が必要なのです。

◉〈執筆者〉

山根俊恵　　やまね としえ

NPO法人ふらっとコミュニティ（山口県宇部市）代表
山口大学大学院医学系研究科（山口県宇部市）教授

ひきこもりが長期する要因 —悪循環を断つ支援

まずは，ご本人さんの生きづらさ（病気や障害）が見えづらいという点があります。つまり何が苦しいのか聞いてもうまく表現ができないし，伝えられない。それに加えて，ここが重要なポイントですが，上述のように，「親の問題」と責められたり，そもそもご家族が相談窓口に行ってもその先の支援につながらなかったりする。その結果，どのようなことが生じるかといえば，親としての存在を否定された感覚をもってしまい，相談をすることを諦め，「もうこの子を見るのは私たちでしかない」という“覚悟”を決めてしまうことになります。

しかし親が“覚悟”を決めたとはいえ，一向にご本人は動き出す気配がない。そうすると親からは「そろそろ働いたら？」「お母さん，お父さんいつまでも元気じゃないのよ，どうするの？」といったような小言が出てきてしまいます。これに対してご本人は場合によっては暴言・暴力，無視，無言などの反応を示すようになります。そうすると親は恐怖を感じて，腫れ物にさわるように対応するようになる。表面的な部分ではこうした暴力・暴言などの反応はなくなりますが，当然，会話がなくなる，姿を見せない，昼夜逆転する，食事は別になるなど，

親子のコミュニケーションは徐々に希薄になります。その状況に耐えかねて、親は再び「そろそろ働いたら？」といったような小言を言うようになる……。悪循環です。この悪循環を断つということが、家族関係を回復するということです。

大切なことは小言を言うことはまずはやめることです。ご本人が嫌がることを言わない。かといってまったく何も言わないということではなくて、「今日は暑いね」「今日は何食べたい？」というような、他愛もない話から始める。そうするとご本人のガードがとけてきて、徐々に話を聞いてくれるようになったり、リビングに出てきたりする回数が増えてくる。ここで「そろそろ働いたらどう？」と言いたくなる気持ちをぐっと飲みこむことが肝心です。しかし、ついつい言ってしまいます。ぐっと飲み込むのはたいへんです。こうしたたいへんな気持ちを、後述する家族心理教育で語ってもらいます。この場では親自身が否定されないことが重要です。先ほど親がご本人を否定することで、追い詰めてしまい、コミュニケーションが希薄になるプロセスについて述べましたが、親自身もたとえば支援者側から否定されることで、外に相談を求めることを諦めてしまいます。否定は否定を生みます。ですから一切親を否定しないような空間をつくる。私たちが行っている家族心理教育はそうした雰囲気のものですから、毎回、安心して笑ったり泣いたりの会なのです。必要なのは、私たち援助者側と親との安心な関係が、親とご本人の関係へと移行・展開できるような支援、つまり、親への直接支援をとおした親の向こうにいるご本人への間接的支援なのです。

コロナ禍とひきこもり、そして「居場所」

コロナ禍で当事者が家族と一緒に過ごす時間が増えています。相談に来た当事者が私に言いました。「ひきこもって3年。私は大切な誰かのために家にいるわけではない。でもテレビをつけると、『大切な人を守るために外出を控えましょう』と言っている。私は家にいてその言葉を聞くたびに、本当に苦しいです」。

いまコロナを理由に自宅以外の、その人が自分らしくいられる、安心して過ごせる「居場所」が閉鎖されています。「不要不急」の名のもとに社会のなかからそうした「居場所」がなくなることで、「自分は必要とされない」という否定的な感情にとらわれ、負のスパイラルから抜け出せなくなってうつ状態になっている方もたくさんいらっしゃいます。

かつてご本人さんたちに「私たちがかかわっている『居場所』ってどんな感じ？」と聞いたことがあります。以下に抜粋して紹介します。

- 独りでいても寂しくなった。人のなかにいるほうが安心、楽。居心地のよさ、緩さ、安心感が増してきた
- 「選択肢がなくてただ家にいる」のと、「居場所あって、家にいることを選択する」のはまったく意味が違う。居場所あることで苦しくない
- 失敗しても否定されない、できないことを含めて受け入れてもらえる
- 話を聴いてもらえる、返事をしてもらえる、ありのままを受け入れてもらえる場
- 人とのかかわりをとおして自分が自覚できる

ご本人たちのこの言葉からわかるように，「居場所」とは，安心でき，自分の存在が認めてもらえ，そして相談ができる，同じ思いを共有できる仲間のいる場所なのです。そうした場所で人とかかわることをとおして，「自分が何に困っているのか」を自覚する，そして，もう一度自分自身を取り戻していく。「居場所」にはそのような機能があるのです。

親にとっても「居場所」は重要です。そのため私は十分な感染対策を講じながら，このコロナ禍の間，相談窓口を一度も閉じずに，月に1回家族心理教育を行っています。来られるかどうかはご自身で決めていただくことになりますが，家族にとっても「居場所」はよりどころなのです。そして家族が相談したいいま，そのいまが大切なのです。

コロナ禍において，「不要不急」という言葉が日常的に使われるようになりました。では「不要不急」とはいったいなんなのでしょう。不要は不必要，なくてもよいこと。不急は差し迫っていないこと，つまり無用で急ぎでないこと。「不要不急」の名のもとに社会のなかからそうした「居場所」がなくなることについて，支援者側はもう一度考えないといけないと考えています。

ひきこもり支援の段階と支援システム（山根モデル）

コロナ禍に関連して「いまのような社会状況だと，ひきこもりの問題はより深刻になりませんか？」という内容の取材を受けることがあります。もともと家族内の関係がよくなく，ご本人にとって孤独で息ができないような環境（干渉される，一般論を押しつけられる，説教されるなど）であれば，親がリモートワークで家にいる時間が増えることで，よりストレスは高まるでしょう。一方で，家族がご本人さんの生きづらさを理解し，心のなかに侵入しすぎない，圧力を与えないようなかかわりができるようになれば，両親・ご本人ともに心が楽になる環境が生まれ，ご本人と家族との会話が復活します。ご本人さんにとって家のなかの環境がストレスフルかどうかというのは，どういう環境を提供されるかにかかっています。そのためにどのような支援のシステムをつくることができるか。その方法として私が実践しているのが「山根モデル」というものです（図1，表1）。

以下では，この「山根モデル」について解説していきます。

1）家族心理教育を通じた変化－間接的支援

ひきこもり支援において「親とご本人の関係へと移行・展開できるような支援，つまり，親への直接支援を通して親の向こうにいるご本人に間接的支援」の重要性についてはすでに述べました。しかし多くのひきこもり支援は第一段階の家族支援にとどまってしまい，ご本人支援まで移行できていないケースがあります。相談窓口が機能せず，ご本人に対してどう対応したらいいかわからず苦悩している親に対して，「がんばろうね」というだけでは，いま困り果てている親にとっては何も解決にはなりません。

では，「ご本人に会えないならこちらから出向いていきましょう」というアウトリーチの考え方も1つの方法ですが，家族関係が回復しないうちから，勢い込んで訪問しても，多くの場

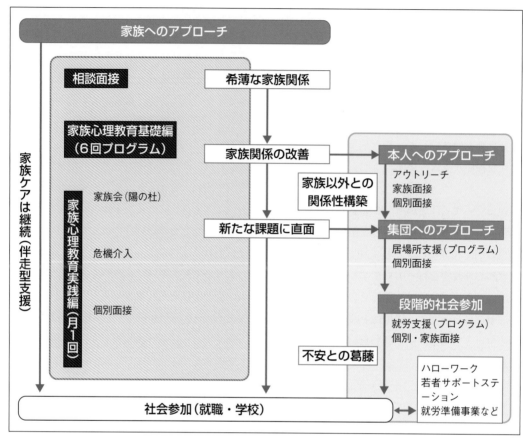

図1　ひきこもり支援の段階と支援システム（山根モデル）

表1　山根モデルの特徴

- 家族から相談を受け，他機関につなぐのではなく，第1段階から第4段階（家族支援，本人支援，居場所支援，社会参加）まで一体的に支援をすることで伴走型支援を行っている。
- 特に家族支援に力を入れ，家族心理教育（基礎編6回プログラム＋実践編）の開発によって家族関係が変化をもたらすのが特徴である。
- いきなりアウトリーチ（本人支援）を行うのではなく「希薄な家族関係」から「家族関係の改善」に移行した時点で本人支援を行っていく。その際も家族支援は継続し，家族とともに歩みだしたひきこもり者をサポートしていく。
- さらに「暴力」などによって親が疲弊しているなど危機介入が必要とされる場合は，個別面接でサポートしながら関係機関と連携して解決をはかっていく。
- 8050問題においては，地域包括支援センターなどからの相談を受けた段階で，カンファレンスなどを実施し，スーパーバイズしている。つまり，ひきこもり支援者の支援も行うことで包括的支援体制の構築をはかっているのである。

合，いい結果はもたらしません。ですから，アウトリーチをするにしても，支援者側の教育体制の整備も含めた支援体制を固めてから進めていくべきです。

第一段階の家族支援として，私は相談窓口を予約制にして，まず家族の苦悩を受けとめるというところからお話を聞かせてもらいます。そして話を聞いて終わるのではなく，「一緒にがんばりましょう」ということで，家族心理教育基礎編（6回プログラム〈表2〉）と実践編（1回／月）を行っています。そこで理解したこと，親なりにやってきて何ができて，何がまずかったのか，どうすることが本人をより追い詰めないかかわり方なのか，そうしたことを毎月みんなで振り返りながら，自分と子どもとの関係性，距離感などを客観視していただきます。

私がこの家族心理教育という集団のなかで意識していることは，親が安心して苦しさを吐き出すことのできる場であること，「もうこの子を殺してしまいたいと何度思ったか！」というような発言に対しても，誰も否定せず，同じ仲間として包み込んであげられるような場にすることです。そして最後にはみんなが元気になって「また1か月がんばれる。来月もまた会いましょう」と思えるような場にすることです。

そしてそれぞれの家庭に戻り，家族心理教育で共有してことを意識して子どもにかかわります。親が言いたいことを言うのでなくて，ご本人の気持ちや生きづらさを理解したうえで子どもに届く声をかけていきます。こうしたことの積み重ねで，ご本人はどんどんみずからしゃべるようになっていきます。

2) 直接支援と間接支援のミックスによってご本人が変わる

家族心理教育などをとおして親が変わり，ご本人との関係がよくなると，親の向こうにいる"誰か"は自分にとって味方であるということ

表2　家族心理教育基礎編（6回）の構成と内容

第1回　ひきこもりのメカニズムや生きづらさを理解しよう
第2回　「対話」のあり方について理解しよう
第3回　問題と感じる行動（暴力など）を振り返り，その対応方法を理解しよう
第4回　ポジティブなコミュニケーション・好ましい行動を増やす方法を理解しよう
第5回　先回りをやめて，子どもとしっかり向き合う方法を理解しよう
第6回　これからの対応方法を一緒に考えよう

基礎編のキーワードとしては〈言動には必ず意味がある〉〈心の声に耳を傾ける〉〈先回りしない〉〈適度な距離〉〈心配だから……を押し付けない〉〈答えは本人にしかない〉。

なお，この家族心理教育の特徴は家族間・家族支援者間の相互作用に重点をおいている点である。

が，ご本人に伝わります。味方の味方は味方というわけです。そうすることで，「支援者に会ってもいい，会いたい」と言ってくれるようになります。アウトリーチという形でなくても，会いに来てくれます。私の実践では，これまで会えなかったケースは一度もありません。ここでようやく本人支援に辿り着きます（ただ，ここで家族支援は終わりません。なぜなら次の課題が発生するからです）。そうしてご本人が私たちの用意している「居場所」に来られるようになる。その「居場所」で前述のように，いろいろな人とかかわりながら自分を取り戻していき，「働いたらどう？」というような小言を言うまでもなく，結果として本人が「働きたい」と希望することが大半です。

✒ 支援者のもつべき心構え

ここでひきこもりのご本人・家族を支援する側の心構えついてあらためて言及したいと思います。ここ最近，私は家族やご本人さんだけで

はなく，いわゆるケアマネジャーなどの支援者から相談を受け，スーパーバイズを行っています。前提として，支援する人たちが「ひきこもり者」の生きづらさや，ひきこまらざるを得なかった気持ちを理解しなければ，支援方法を誤ってしまいます。

　親が介護保険のサービスを受けケアマネジャーが入っているケースで，どうやら家のなかに自室から出ない娘さんがいる。このケースの相談を受け，私はすぐにケアマネジャーさんやヘルパーさんを集めて話し合いを始めました。私はヘルパーさんに「2階にいらっしゃる娘さん，お会いされたことありますか？　どんなご様子ですか？」と聞いたところ，「2階にいるらしいのですが，『いないものとして入ってください』と指示が出ていたので，声をかけたことも見たこともありません」とのこと。「なぜですか？」と問うと，「下手にさわって何かあったら困るから……」と言います。これは絶対やってはならないことです。なぜなら2階にいることがわかっているのに声もかけないというのは，いないものとして扱ってしまうこと，要するに存在の否定です。先に述べたように，「ひきこもり」という現象においては親も安易に否定されやすく（「親の育て方が悪い」），同時にご本人も否定されやすくなってしまうのです。否定の連鎖は孤立につながります。

　そしてこうしたケースの場合，「では山根先生のところで訪問を……」という話になりがちですが，いきなりつないでもらっても，私たちは訪問に入れないです。直近で支援に入っている人が親との関係をつくり，本来親がもっている力を引き出しながら，親と子の関係をよい方向に進めたうえでつないでいただかなければ，

ひきこもっているご本人としても「（自分にとって）敵がやって来た」という認識を抱いてしまうことでしょう。「私たちとご家族・ご本人をつなぐ接着剤になってほしい」，そんなふうにケアマネジャーさんなどにはお願いし，こうした心構えを身に着けるための支援者への教育も今後，大きな課題です。

　ここでは原則的なことしか述べられませんが，親から子への不適切なかかわりから生じる悪循環を断つには，問題（たとえば家庭内暴力）そのものを扱い，それを除去するのに注力するのではなく，その問題は本人の苦しさの別の表現の形であることを理解する必要性があります。そうすると暴力を振るわなくても言語化できるようになります。薬を飲んだからといって，本人の苦しみがとれることはないのです。薬は補助的なものです。人とのかかわりのなかで傷ついたこころは人との関係でしか解決しません。強引な手口ではなく，あたたかい心にしか心を開きません。支援者にはそれをご家族と一緒にやってほしいのです。

　多くのひきこもりの当事者の方は言います。「本当は親に向かって暴力を振るったり，暴言を吐いたりしたくない。でも感情のコントロールができなくなるのです。暴力を振るってすっきりしたことは一度もない。なんでこんなことしているんだと思って，さらに情けなくなる。親とケンカをしたくない，言ってもわかってもらえない，だったらドアを閉め，部屋から出ていかず，思考をやめてしゃべることをやめるしかない」

　そして家族も心が傷ついています。家族の心のケアをしながら，どうしたらいいかを一緒に考え，学び，解決を焦らないことで，ようやく

本人支援に辿り着く。支援者にはこういった心構えが必要だと思います。

「ひきこもり」に代わる新たな用語の提案

『ひきこもりの評価・支援に関するガイドライン（厚生労働省，2010）』で示されているひきこもりの定義は次のものです。

「様々な要因の結果として社会的参加（義務教育を含む就学，非常勤職を含む就労，家庭外での交遊など）を回避し，原則的には6ヵ月以上にわたって概ね家庭にとどまり続けている状態（他者と交わらない形での外出をしていてもよい）を指す現象概念である」

外出できるかどうかではなく，家族以外とのかかわりがない状態，または家族とのかかわりももたない状態をさします。

遡ればDSM-3において統合失調症やうつ病の症状の1つとしてsocial withdrawalという表記がはじめて登場し，その直訳として「社会的ひきこもり」という言葉が使われるようになりました。新聞では「社会的ひきこもり」について，1980年代末から1990年代初頭にかけて，不登校の延長や就労の失敗をきっかけにして何年もの間自宅に閉じこもってしまった"青少年"をさす言葉として「ひきこもり」という言葉が使われてきました。以来，「ひきこもり」という言葉はさまざまなメディアで扱われてきましたが，多くの人が抱いた「ひきこもり」のイメージは，「カーテンを閉め切って部屋から一歩も出てこない」「外出もせずゴミ屋敷のような状態になっている家に住んでいる人」というもので，その要因は「本人が怠けているから」「親

が甘やかしているから」であるといったように，「本人の問題」や「家族問題」として語られることが少なくありませんでした。

今日において「ひきこもり」という言葉はネガティブなイメージがあり，ひきこもっている人とその家族の状態が正しく理解されにくい状況をつくっています。家族が「恥である」という認識をもつと，相談が遅れてしまうのも事実です。しかし，私がこれまで支援に携わってきた経験からいえることは，「ひきこもり」という言葉が本来の状態像を表していないということです。そこで，新しい用語を提案したいと考えました。

社会的距離症候群 (Social Distancing Syndrome：SDS)

新型コロナウイルス感染症の予防として使われているSocial Distance（社会的距離）は，本来的にはPhysical Distance（物理的距離）のことです。Social Distanceはもともと社会学者ロバート・E・パークの提唱した概念であり，「個人と個人の間」や「集団と集団」にみられる親近感や敵対感といった感情レベルでの親近性の程度を表すための物差しを意味します。簡単にいえば，「気持ちのうえでの距離」です。たとえば，家族といっさい会話がなくなった人からすれば，同居している家族は物理的には近いけれど，心は遠い存在として感じるのかもしれません。

「ひきこもり」と呼ばれる人たちは，社会生活を送るなかで誰にでも経験するようなさまざまな心労が重なり，疲弊し「社会」や「人から」一時的に距離をとった，あるいは距離をとら

ざるを得なかった人たちです。本稿で述べてきたように，社会から距離をとった／とらざるを得なかったその生きづらさや気持ちを理解されず，それどころか否定までされ，自尊心は著しく傷つけられ，生きる力が低下し，「ひきこもり」は長期化します。

こうしたことからも，「ひきこもり」という現象は，「Social Distancing ＝社会的距離をとること」と理解したほうがしっくりくるというのが，私の実践からの実感です。単なる Distance（距離）ではなく Distancing（距離をとること）という点にも意味があります。Distancing という言葉にすることで，「みずから距離をとる」といった，"意志"のニュアンスが含まれます。

この社会的距離症候群（Social Distancing Syndrome：SDS）の定義は次のとおりです。

さまざまな要因によって，社会や人と一時的に距離をとった結果，徐々に社会とのつながりがなくなり，家族以外の人，または家族とのコミュニケーションの機会が減ってしまった状態である。さらに，この状態が長期化することによって自尊感情が低下し，社会参加が難しくなった現象概念である。

自尊感情（self-esteem）の低下は「自分は価値がない人間と感じ，自己否定によって自己効力感（self-efficacy）の低下」を引き起こします。その結果，感情コントロール不全・抑うつ症状・対人恐怖・コミュニケーション障害・強迫症状・感覚過敏・生きる力の低下・セルフネグレクト（自己放任）などの症状が目立つようになります。そうすると自身の力での回復は難しくなってしまうのです。

症候群（syndrome）とは，いくつかの症状や所見が一連のものとして認められ，経過や予後などを含め特徴的な様子を示す状態に対して使われます。自尊感情の低下，自己効力感の低下の結果で起こるさまざまな症状は，個人の生きづらさや家族とのコミュニケーションからの影響も少なくありません。ここで誤解をしてほしくないのは，症状＝病気といっているのではないことです。

そして（これはまだ案の段階ですが）社会的距離症候群（Social Distancing Syndrome：SDS）の状態像を，下記のレベル①からレベル⑤まで分け，それぞれのレベルにそって相談窓口の人は誰につなぐのかを勘案していくという形を提案します。

レベル①：仕事をしていないだけで，自宅においては普通に過ごしていることが多い状態。

レベル②：社会と少しずつ距離を取り始め，人との関りが少なくなった状態。

レベル③：社会と距離をとることで生きる力が低下してきて，生活上の問題が目立ち始めた状態。

レベル④：社会から孤立し，自分の殻に閉じこもってしまった状態（社会とのつながりは唯一家族のみ）。

レベル⑤：社会的に孤立した状態

✒ 土壌＝環境をつくる ―おわりに代えて

ひきこもりは心のエネルギーが落ちた状態です。心のエネルギーを高めるためには，やはり「承認」が重要です。氷のように凍ってしま

った心は，あたたかい心でしか解けないものです。引き出し屋と呼ばれている強引な手口で親の同意のもとに施設に連れていくというような暴力的な介入は支援とはいいません。

「こんな状態ですが，どうしたらいいんですか？」とノウハウだけを求める声も多く聞かれます。しかし小手先だけの支援では，本人の心は動いていきません。ご本人や家族の抱える生きづらさを理解し，基本的な姿勢の積み重ねると，物事は少しずつ動いていきます。人との関係のなかで傷ついた心は，人との関係のなかでしか回復しません。否定からは何も生まれません。むしろ否定は否定を呼び，連鎖し，孤立につながります。また，「何もしないで本人が動き出すまで待つ」という姿勢は暴力と同じです。それは無視，無関心，存在の否定でしかないからです。

私が家族心理教育で「親としての基本的なかかわり」を次のように伝えています。「みなさんお野菜やお花を育てることがあるかと思うんですが，みなさんが子どもさんに対して行うのは土づくりだと思ってください。どんな土が必要なのか，水の量，肥料のタイミング，そもそも自分自身がどんなふうに土をつくっているのか，そういったことを振り返ってみてください」。

家族心理教育で学びながら親が変わっていくことで，必ず本人が変わっていきます。「ひきこもりって治るんですか？　回復するんですか？」とよく聞かれます。必ず回復します。ただ親が変わるのは本当に苦しいです。そこをどう変わっていくか，一緒に考え，一緒に涙しながらがんばっていく，これが支援だと思います。

＊本稿は2021年9月26日に大阪府泉佐野市で開催された『ひきこもり支援セミナー　どう取り組む8050問題（特定非営利活動法人精神医療サポートセンター主催：代表理事　田邉友也氏）』にて行われた山根俊恵先生の講演をもとに改題・再構成したものです。

どん底からのリカバリー
WRAP®を使って。

第25回 《カタカナ語》が苦手です②

アドバンスレベルWRAP®ファシリテーター
増川ねてる ますかわ ねてる

1か月が経ちました。みなさん，いかがお過ごしでしょうか？ こちらは，週末に「緊急事態宣言」が全国で解除され，政治では内閣総辞職が閣議決定された日，10月4日です。前回の執筆が，8月の終わりで，「緊急事態宣言が21都道府県に拡大」された日……と思うと，なんだか不思議な気持ちがします。1か月で，ガラッと社会が……僕らの暮らす社会の背景が変わってしまう，そんなときに生きているのだと，あらためて思います。変化があまりにも急で，変化が起きたということにさえ気づくのが大変。そんな気持ちに僕はなっていますが，みなさんはどうでしょうか？

この変化に…どう対応していますか？

前回は精神保健医療福祉のなかで使われる《カタカナ語》について僕の考えを書いていきました。《カタカナ語》を使うことによって，そもそも「読んでもらえない」「聞いてもらえない」……，さらに，「ストレスになってしまう」のではよくないと思います。なので，やってくるのは，「やっぱり日本語がいい」という考えです。

「リカバリー」とはいったい？

では《カタカナ語》について「リカバリー」という言葉をテーマに考えていきたいと思います。

「リカバリー」とはいったいなんでしょう？

「回復」「もとに戻ること」「復活」「再生」……。いろいろ考えられますが，実際はなんなのだろうと思います。大事なのは，やっぱり「本質をとらえる」ということだと思います。言葉を知って満足するのではなく，その言葉が意味していることをとらえていくこと。言葉を知って，「知った気」にならずに，言葉は言葉。言葉をとおして，その《意味すること》をとらえること（たとえそれが面倒くさくても）をしっかり行うこと。

「リカバリー」を「回復」と日本語にした場合，なんかスッキリしないのは，「回復」という言葉が違っているからなのかも知れない……（いまの，僕はそう思いますが）と思っておくこと。では，どうするか。しっかりと，自分の感覚で検証することなのだと思います。

では僕が翻訳すると何になるのか？ それは「取り戻すこと」だと，といまの僕は思いま

す。「リカバリー」ってなんだろう？　って，仲間で話していたときに，ある人（鳥取の植田俊幸先生！　精神科医）が語源を調べてくれました。

　Recoveryは「取り（capio）戻す（re-）こと（-y）」がこの単語のコアの語源[2]。そして，「capio」は，ラテン語で，「取る」「捕らえる」「理解する」で，「Occupational Therapy（作業療法）」の「Occupational」も，「capio」を含んでいる。ちなみにOccupationalは「時間や場所を（ob-）取る（capio）こと（-io）の（-al）」がこの単語のコアの語源です[2]。

　このことから僕はOTの人に「リカバリー」を説明するときには，「『リカバリー』を無理やりみなさんが知っている言葉に翻訳すると『リ・オキュペイション』になるのです。語源に遡ると『リカバリー』の『カバリー』って何かというと，『オキュペイション』の『キュペイション』と同じ語源なのです。だから，強引に『リカバリー』を翻訳すると，『リ・オキュペイション』になるんです！　リカバリーの意味，つかめます？」と伝えています。そうすると，OTの人は，「オキュペイション」を知っているので，「ああ，オキュペイションを回復することがリカバリーなのね」と理解してくれます。

　ですから翻訳するときには，「日本語」にではなくて，「その人（自分）がわかる言葉」へ，ということが大事なのだと思います。また，それは，自分にとっては，という側面からで考えると，外来語に出会ったときに必要なことは，「自分にとってわかりやすい言葉にして理解すること」なんだというところに行きつきます。自分の感覚で，しっかりと実感できるところに落とし込む，ということが肝要なのだと思います。

「自分が」しっかりと理解すること

　《カタカナ語》を使うにしても，「翻訳語」を使うにしても，「原文」を使うにしても，結局大切なことは，その本質を（本人が）「理解すること」なのではないでしょうか？

　今回は，「英語」を翻訳する／しないで考えてきましたが，「わからない言葉」は何も外国語だけでないな，と思います。母語であっても，すぐにはわからない言葉もあります（例：「膠」ってすぐにわかります？　＊10月号を参照）。

　「言葉」は「言葉」です。その「言葉」が本質的に何を意味しているのかとつかむことが大事であって，言葉はそれをつかむための手立てだと思います。そして，本質をつかまないで使われた「言葉」は，ずれた意味を運ぶかもしれません。福沢諭吉は，「エデュケーションは，教育にあらず」と言いました。

　すなわち学校は人に物を教うる所にあらず，ただその天資の発達を妨げずしてよくこれを発育するための具なり。教育の文字ははなはだ穏当ならず，よろしくこれを発育と称すべきなり。かくの如く学校の本旨はいわゆる教育にあらずして，能力の発育にありとのことをもってこれが標準となし……[3]（中略）

　福沢は，「発育」と言いました。そして，学校の目的についても言及しています。明治の時代に，福沢の言うように「エデュケーション」が「発育」と翻訳されて学校が展開されていったとしたら，学校が，「天資の発達を妨げずしてよくこれを発育するための」として活用されて

いったなら，って思います。そして（この例からうかがえるように），ずれてしまった「翻訳語」は罪深いなと思います。歴史の流れを変えると思います（では，「リカバリー」はどうだろう？）。

歴史に「IF」はご法度なのかもしれませんが，もし，福沢が提唱したように，「発育」で学校がデザインされていたならば，と想像してみると，「『言葉』を覚えて，はいOK」っていうような，言葉を暗記したら評価されて次に進めるというような学校教育にはなっていなかったと思います。そうなっていたら，社会はいまとは違っていたのではないかって思います（「collagenosis」を「膠原病」ってするレベルの「翻訳」があたりまえになっていたかもしれません。あるいは，「言葉」にとらわれて，本質への探究がとまるようなことは起きていなかったのではないかと思います）。

しかし，他人のせいにしても始まりません。また，「教育」という言葉で，何か大切なことをつかみ，うまく進めた人もいるんだとも思います。「教育」とされたことで，得をしてきた人たちもいたんだろうなって思います。

さて，そうなると，「リカバリー」はどうなのだ？　「クライシスプラン」はどうなのだって思います。

「リカバリー」ってなんだろう？

言葉を使うときに大切なのは，やはり「自分で本質をつかむこと」なのだと思います。使う言葉は，（日本語だろうが，英語だろうが，カタカナ語だろうが）何だろうといいのだと思います。自分に腹落ちする言葉が，自分にわかる言葉がいいのだと思います。「本質をつかむこと」が，（ここで）言葉を目的なのですから。

では，「リカバリー」ってなんなんだろう？

僕は，さっきは，「取り戻すこと」と書きました。

でも，それでなくてもいいって（心底）思います。「言葉」を使うということは，そこに何か本質的な「気持ち」とか「願い」とか「想い」があるのだと思います。でも，時に僕たちは「言葉」にとらわれて，肝心要の「気持ち」とか，「願い」とか「想い」が見えなくなることがあるように思います。もし，「言葉」にとらわれて「本質」に行きつかないなら，「リカバリー」という「言葉」はむしろ使わないほうがいいのだろうって思います。「リカバリー」という言葉が輸入される前であっても，本質的にこの「願い」は日本にも，日本人にもあったと思います。人であったら根源的にもっているものだと思うので。

生活をみたら，それはわかります。人の声を聞いてみたらわかると思います。

大切なのは，「言葉」ではなくて，それが《意味している内容》だと思います。

「リカバリー」という言葉を知ることで，「人のもつ願い」にたどり着くことが容易になるのならいいのですが，「リカバリー」という言葉を知ることで，「目の前の人」の声が聞けなくなるのなら，本末転倒。でも，残念ながらそんなことが多く起きているように思います。言葉は，考えを促進させるようにも，思考停止をさせるようにも作用します。

　たとえば「統合失調症」，たとえば「うつ病」という《診断名があること》によって，見えなくなること，見れなくなることってあると思います。あるいは，あったかと思います（みなさんは，どうでしょうか？）。

　もちろん，診断名によってその人の傾向が見えたり，行動の背景が理解できることはあるでしょう。しかし，それと《目の前の人》とは別ではないでしょうか？　うつの症状だと思っていたら，実は原因は別にあったということはあるでしょう？　また，「うつ病の人」って思って見ることで，《目の前の人》の言葉が聞けなくなることは起きると思います。つまり，名称があるということで，いわゆる「認知バイアス」が働くということは，（……よい悪いではなく）人間には起きるのだと思うのです。

　そして，《病名》で起きることと同じことが，《リカバリー》という理念・概念でも起こると思うのです。「リカバリー」という言葉があることによって，その人の想いや気持ちが聞けるようになるならいいのですが，反対に《目の前の人》の本当の想いや気持ちが聞けなくなることがあると思います。

　「リカバリー」という言葉は，みなさんにとってはどう働いているでしょう？

　では，（精神保健医療福祉の分野で言われている）「リカバリー」，本質的にはどうでしょう？

　僕はこう思います。（人が精神症状をもったときに）自然に願うこと。苦しいときに，「こうなりたいって願って，望むこと」。その願った道筋の先にあること。その工程。それが「リカバリー」って呼ばれているということ。（この領域で）リカバリーを支えるということは，その工程を支えるということ。「リカバリー」ってなんだろう？　と思ったときには，「その当人（＝当事者）」に聞いてみればわかると思います。（当人が自分であるなら自分自身に，誰かほかの人ならば，その人に）聞いてみればわかると思います。あなたが「取り戻したいもの」はなんですか？

　《カタカナ語》が苦手です。

　それで，いいんだと思います。

　《カタカナ語》が苦手だってわかっているのなら，ほかの言葉でいけるから。自分にとって安心で，快適で，わかりやすい「言葉」で「道筋」で求めていくのがいいって思います。

Q18
「リカバリー」「ピアサポート」「WRAP」「クライシスプラン」
• なんで，カタカナ語ばかりなの？
• 日本語で，それはなんですか？

　《カタカナ語》で掴んでいる人がいるから，それを使っているのだと思います。僕が《カタカナ語》を使うのは，自分はそれで「つかんだから」です。日本語を使うときは，日本語で《それ》をつかんだからです。いずれにしても，自分にとってわかりやすい言葉を，僕は使って話しています。願うのは，「言葉」アレルギーで触れることさえできなくなるのではなく，「言葉」中毒で言葉にはまって思考停止になるのではなく，「言葉」を通してそれが意味する《本質》へ。本質に触れられたらって思います。

　僕の使う言葉が，みなさんにとってはわかりにくい言葉ということはあると思います。です

ので，「言葉」というより，「気持ち」や「願い」や「想い」に意識を向けてもらえるとありがたい。そして，僕らはお互いに，《それ》の用い方や，いいところやなんかを，何度も発見できると思います。

　大切な《本質》と，それを見つめるかけがえのない（さまざまな）人の，それぞれの視点。その2つ。その2つをしっかりと意識して，感じる世界を願います。

　これからコロナがどうなるか，まだわからないところではありますが，どうぞ，みなさん，お元気で。どうぞご無事でいてくださいね。僕は，少し時間がかかっていますが，元気になってお目にかかりたいと思います。言葉をこえて，気持ちや，想いや，願いやなんかをお互いに，大事にしあって，進んでいきたいと思います。言葉にとらわれず，でも言葉を大切にして，しっかりと思いやることできたなら……触れ合うことができたらなって思います。安定なこの時代を，お互いに理解し合い，思い合ってやっていけたらって思います。

〈引用・参考文献〉
1）小倉明彦：つむじまがりの神経科学講義．晶文社，2020．
2）語源英和辞典．https://gogen-ejd.info/recovery/（2021年10月5日最終閲覧）
3）福沢諭吉：文明教育論．https://www.aozora.gr.jp/cards/000296/files/50553_37053.html（2021年10月5日最終閲覧）

トラウマ・インフォームドケア Trauma-Informed Care

【著者】川野雅資（奈良学園大学保健医療学部看護学科精神看護学 教授）

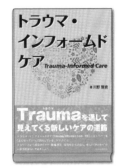

A5判　128頁　2色刷り
定価1,980円（本体価格1,800円＋税）
2018年12月刊行
ISBN978-4-86294-062-9

Trauma（トラウマ）を通して見えてくる新しいケアの道筋

トラウマ・インフォームドケア（TIC）についてのもっとも端的な説明は「トラウマについてよく知ったうえで対象者のケアを組み立て，療養環境を整備する」というもの。

鍵となる概念は再トラウマ体験。過去のトラウマ的な出来事がなんらかの刺激によって再帰し，心身に不調を生じさせる。あるいは長期にわたって症状が安定しないあの患者には，知らず知らずのうちに再トラウマ体験が生じているのかもしれない。だとしたら，ケアはいかに構成されるべきか。TICは精神医療に別の視点をもたらす。

本書の主な目次

勉強会実施による リカバリー学習に有効な 学習方法の検討

アンケートとインタビューの結果から

はじめに

現在，わが国では「入院医療中心から，地域生活中心へ」という方針を推し進めている。近年，精神医療ではリカバリー志向が用いられており，精神疾患になった人が辿る道であり本人が経験するものである。支援者ができるのは，リカバリーに向けて歩むその人をサポートすることであり，歩みは1人1人違うためリカバリーを支えるための最善の方法は人によって異なる。

A病院では，外来部門ではリカバリー志向で支援しているが，入院中は症状の改善を中心に考える傾向がある。そこで入院中よりリカバリー志向を援助に取り入れることで，退院後，患者が地域社会で，夢や生きがいを見つけて自分らしく生活を送る手助けとなると考える。そこで，病棟看護師に勉強会を行うことで，リカバリー志向を獲得できることを期待し，本研究に取り組んだ。

研究目的

精神科看護職にリカバリーの勉強会を実施し，勉強会実施前後，3か月後のリカバリーに対する知識や意欲，行動の変化を明らかにし，リカバリー志向の看護をめざす学習方法について示唆を得る。

研究方法

1) 研究デザイン

本研究はアンケートを用いた調査研究と，アンケート結果を補足するために質的記述的研究の2つを用いた混合研究法とした。

2) 対象者

(1) 勉強会参加者

単科精神科A病院B病棟看護職12名。B病棟は，精神一般病棟で急性期病棟の後方的役割や身体合併や依存症患者を受け入れる病棟であ

◎〈執筆者〉

多田羅光美 たたら てるみ[1]
山越恭平 やまごし きょうへい[2]
山本純平 やまもと じゅんぺい[3]
山本浩喜 やまもと ひろき[3]

1) 香川県立保健医療大学保健医療学部（香川県高松市）助教
2) 医療法人社団光風会三光病院（香川県高松市）無任所主任補 看護師
3) 同 看護師

る。

(2) インタビュー参加者

勉強会参加者12名のうち，変化がみられたうえ同意を得た2名。アンケート結果が上昇した者をJ氏，低下した者をL氏とする。

3) 勉強会日程

X年11月に2回実施。

4) 勉強会実施方法

A病院会議室にて「本人のリカバリーの100の支え方」[1]の第1〜5章を用いて研究メンバーがファシリテートしディスカッション形式の勉強会を実施した。

5) アンケート

勉強会実施前後と3か月後（以下，実施前，実施後，3か月後）にRecovery Knowledge Inventory（以下，RKI）を用いてアンケートを実施した。RKIとは，リカバリーの考え方を評価する尺度[2]である。これは，アメリカで開発された尺度で，サービス提供者側のリカバリーに対する知識・意欲をはかる尺度として用いられている。

6) インタビュー

アンケート結果から変化がみられた看護職者2名に対し，個別に同意を得てICレコーダーに録音し，半構成的面接法を実施した。インタビュー内容は，質問①「リカバリーの勉強会を経てどのような変化があったか」，質問②「患者さんとのかかわりで変化したこと。変化がな

ければ変わらなかった理由」，質問③「日常の患者とのかかわりにおいてリカバリーを意識したかかわりの具体例」，質問④「リカバリーを学んでよかったこと」である。

7) 分析方法

(1) アンケート

RKI合計点の実施前後と3か月後をRKIのfactorごとに分類し，リカバリーに対する意欲・知識の変化を分析した。質問は16項目からなり，Factor1「精神症状と回復に関する知識」，Factor2「回復過程についての知識」，Factor3「回復のために重要であることの知識」，Factor4「回復における課題と責任についての知識」に分類し，それぞれのFactorの記述統計を行った（以下，FactorはF1〜F4）。属性とRKI合計点，各Factorの平均点，実施前と3か月後の各RKI合計点，各Factorの平均点の分析はサンプル数が少ないためノンパラメトリック検定を行った。

(2) インタビュー

インタビューデータを熟聴し，逐語録を作成した。インタビューデータの内容とアンケート結果を照らし合わせ，対象者の特徴を分析した。結果をメンバーチェッキングし意見にもとづき修正した。

8) 倫理的配慮

本研究は，病院倫理審査会の承認を得て行った（承認番号H2018-2,H2019-2）。調査は，匿名で行い，調査目的や方法，研究に協力しなくても不利益は生じないこと，研究結果の公表など

表1 対象者の概要

対象者	性別	資格	経験年数	実施前と3か月後のRKI合計点の差
A	男	看護師	18年	-2
B	男	看護師	10年	-4
C	女	看護師	22年	+1
D	女	看護師	21年	-1
E	女	看護師	12年	+7
F	女	看護師	6年	-2
G	女	看護師	3年	-3
H	男	看護師	7年	-1
I	男	看護師	0年	+3
J	女	准看護師	9年	+5
K	女	准看護師	8年	-1
L	女	准看護師	0年	-4

について書面で説明し同意を得た。

9) 利益相反

本論文について発表者らに開示すべき利益相反関係にある企業などはない。

結果

1) アンケート

対象者の概要を表1に示す。勉強会参加者は男性4名，女性8名，年代は20〜30代が6名，40歳以上が6名，精神科看護経験年数平均は，9.8±7.3年，リカバリー学習の経験は全員なかった。RKI合計点の実施前平均56.5点（範囲49-69），実施後平均56.3点（51-67），3か月後平均56.3点（50-68）であった。実施前と3か月後でRKI合計点の上昇は4名，そのうち3点以上

上昇は3名であった。低下は8名，そのうち3点以上低下は3名であった。実施前と3か月後のRKI合計点平均の差の範囲は4〜+7点であった。

性別と資格，全体の平均点を表2に示す。実施前と3か月後のRKI合計点とFactorの差は有意を示さなかった。性別では，RKI合計点平均の実施前は，男性59.0点，女性55.3点，3か月後男性58.0点に対し，女性55.5点と男性が高く，資格では，准看護師よりも看護師資格が高い得点であったが，性別・資格ともに有意差はみられなかった。各Factorをみると，3点以上の上昇は，F2で4名，3点以上低下はF1が3名，F4が2名であった。経験年数ごとの各FactorとRKI合計点を表3に示す。実施前，3か月後ともに最も5-9年が高く（実施前56.7点，3か月後57.3点），もっとも低いのは0-4年（実施前51.5点，3

勉強会実施によるリカバリー学習に有効な学習方法の検討

表2 性別と資格の有無によるRKI合計点と各Factor合計点の平均

項目	アンケート時期	F1〜F4合計点平均（点）	F1（点）	F2（点）	F3（点）	F4（点）
男性4名	実施前	59.0	16.3	16.5	11.8	14.5
	3か月後	58.0	16.3	15.8	12.8	13.3
女性8名	実施前	55.3	16.5	13.3	12.1	13.1
	3か月後	55.5	14.9	15.6	12.1	12.9
看護師9名	実施前	56.9	16.6	14.3	12.1	13.7
	3か月後	56.7	15.6	15.6	12.2	13.3
准看護師3名	実施前	55.3	16.0	14.3	11.7	13.3
	3か月後	55.3	14.7	16.0	12.7	12.0
全体の平均12名	実施前	56.5（49-69）	16.4	14.3	12.0	13.6
	実施後	56.3（51-67）	15.6	16.1	12.1	12.3
	3か月後	56.3（50-68）	15.3	15.7	12.3	13.0

表3 経験年数による各Factor合計点の平均

経験年数	アンケート時期	F1〜F4合計点平均（点）	F1（点）	F2（点）	F3（点）	F4（点）
0-4年3名	実施前	51,5	16.0	12.0	12.0	13.3
	実施後	53.0	13.3	15.0	11.7	13.0
	3か月後	53.3	13.7	13.7*	13.0	11.7*
5-9年4名	実施前	56,7	17.3	16.5	12.0	14.3
	実施後	57.3	16.3	17.5	12.0	11.8
	3か月後	59.5	16.5	18.5*	12.5	11.7*
10年以上5名	実施前	57,9	16.0	14.0	12.0	13.2
	実施後	57.0	16.4	15.6	12.6	12.4
	3か月後	58,6	15.4	14.6*	11.8	14.0*

＊p＜0.05Kuraskal-Wallis検定

か月後53.3点）であった。RKI合計点は全経験年数で実施前よりも3か月後が高かったが，変化の幅は，5-9年は2.8点上昇，10年以上は0.7点上昇であった。

各Factorで経験年数の実施前と3か月後をみ

ると，F1はどの経験年数も低下した。F2とF3は，0-4年は上昇し，その他の経験年数は横ばいであった。F4は，10年以上が上昇し，その他の経験年数は横ばいであった。経験年数によって，3か月後においてF2とF4に有意差がみら

精神科看護 2021.11. vol.48 No.12（通巻352号）059

れた。

個別にみると，RKI合計点平均が3点以上上昇した3名は，F2は上昇，そのほかFactorは変化がみられず，3点以上低下3名はF1が低下した。

2）インタビュー

インタビュー実施時間平均は約10分であった。

(1) アンケートの結果が上昇したJ氏

① J氏のアンケート結果の特徴

F1〜F3の合計点は，3か月後は上昇したが，F4のみ実施後・3か月後に連続して低下した。F4の質問⑥「精神の病気やアルコール，薬物乱用のある人は，日々の生活に生じるさまざまな責任を負うべきではない」は3点低下した。

② J氏のインタビュー結果

勉強会後，患者の話を聞く重要性を再認識し，話を聞くことも回復へつながると語ったが，日常の患者とのかかわりについては語られず，リカバリーは理想的だが難しいと語った。

(2) アンケート結果が低下したL氏

① L氏のアンケート結果の特徴

F1，F2，F4の合計点は，3か月後は低下し，F3は上昇した。F3の質問⑫「趣味や余暇の活動を楽しむことはリカバリーのために大切である」，質問⑧「病気や状態にかかわらず，自分がどんな人間なのかを理解することはリカバリーに必要不可欠な要素である」の上昇がみられた。

② L氏のインタビュー結果

患者の話を聞くことによって患者主体で物事を考える大切さを再認識し，退院後の生活に

ついて患者と具体的に話すことができたと語った。また不安が強い患者の特徴を考慮し，退院後に患者に日記をつけてもらい，患者自身が振り返ることで，患者にとってベストな生活が送ることができるようにかかわったと語った。さらに患者にとって何が大切なのか考える機会になったと語った。

考察

1）属性とリカバリーの知識と意欲の変化

本研究では，リカバリーの知識の定着や意欲の持続を検討するために3か月後の評価を実施した。表2を見ると実施前後，3か月後のRKI合計点平均は，有意差はみられなかったが，性別や経験年数，Factorによって特徴があった。

性別によってRKI合計点平均に差がみられ，F1は女性が低かった。F1とは「精神症状と回復に関する知識」であり，質問内容は精神症状が激しい人などを例にあげている。本研究対象者は，現在精神一般病棟で勤務しているが，対象者の背景は個人によって異なっている。また，A病院においては，急性期症状の患者対応は男性看護師が多いことから，急性期から回復していく過程を患者と過ごすなかで，回復を実感する機会は男性が多くあるため，性別による点数差となったと考えられた。

経験年数では，RKI合計点平均は実施前，3か月後ともに0-4年がもっとも低く，参加者に経験年数1年未満が2名いたことも結果に影響したと考える。病棟業務に慣れることが優先され，患者の回復経験が少ないこと，患者の全体

像のアセスメントよりも症状アセスメントや患者対応に重点がおかれることからも，リカバリーの知識と意欲は低い結果になったと考える。今後，業務に慣れ，患者が回復する体験を積み重ねていくことで，勉強会の受講が生かされると考え，経験年数が少ない者にリカバリーの勉強会を行う意義はあると考える。

　一方で経験年数5年以上は，RKI合計点平均は実施前，3か月後ともに高い傾向にあった。楠見は，「経験による高次のスキルや知識の獲得によって，適切に状況を把握し，自己調整によって，柔軟な行動ができるようになってくる」[3] と述べている。経験年数が多い看護師は，患者の回復経験は多いと考えられ，多くの人生経験や看護経験を積むことにより，幅広い視点で考え患者の目標や夢の達成に向けた援助を実践できる能力が高いと考える。特に5-9年がもっとも高く，経験年数が10年以上は変化が少なかったことから，5-9年は柔軟に変化しやすく，10年以上は変化しづらい可能性が考えられる。山崎は，中高年看護師は長年の経験のなかで新しい環境へ適応することのたいへんさを感じていると述べ[4]，これに加えて長年，精神科病院の患者と看護師関係はパターナリズム的思考が浸透し，新しい考え方のパートナーシップの関係性となることが難しかった可能性が考えられる。

　以上の結果から，経験年数が多い者はリカバリーへの意欲・知識が高い反面，既存の看護観があるため新たな考え方が定着しづらい。経験年数が少ない者は，業務に慣れることを重視し，リカバリーへの関心は低いが，業務に慣れ

経験を積むことで，新たな考え方が定着しやすいと考えられた。

2) Factorごとの結果からリカバリーの学習方法を検討する

　各Factorの実施前と3か月後をみると，F2とF4に有意差がみられ，経験年数によってリカバリーの知識や意欲の習得のしやすさは異なるといえる。経験年数が少ない者が上昇したF2「回復過程についての知識」は夢や希望をもって自分らしい人生を歩んでいこうとする過程のパーソナルリカバリーの理解である。F3「回復のために重要である知識」は，回復を手助けするための精神保健福祉専門職の姿勢や態度，当事者がもつ環境の内容であり，経験年数が少ない者にとっては新しい学びとなったと考える。10年以上が上昇したF4「回復における課題と責任についての知識」は，当事者を地域住民ととらえ，地域社会での課題と責任を負う能力はあるとし，夢や希望への挑戦を支えていく内容である。経験年数が多い者にとって過去の看護実践は医療中心の保護を重視したのに対し，責任を負い挑戦を支えることは新しい考え方であり，学びとなったことが考えられた。全経験年数で低下したF1「精神症状と回復に関する知識」は，勉強会直後は理解しても，日々の患者とのかかわりで，精神症状から回復のイメージはしづらく，知識が定着しづらいと考えられた。他方，RKI合計点が8名低下し，内訳は3点以上の低下3名，3点以下の低下は5名であった。この結果から，16項目あるなかで3点以下の低下は変化しなかったととらえると，リカバリー志

向は学習をしても変化しづらいことが考えられた。藤野は，看護師は日ごろの業務をとおし，家族や地域のネガティブな反応を目のあたりにして精神障がい者の社会復帰に対して批判的にとらえやすい傾向があると指摘している[5]。

したがって，パーソナルリカバリーの学習を強化しながら回復を実感できる成功体験を積み重ねることで，精神症状をもちつつも人生を回復している当事者を実感し，精神障害に可能性を感じることができれば，専門職の姿勢や態度も変容し，回復における課題と責任についても習得できる可能性があると考える。そして，それぞれの参加者に気づきを促すためには，今回行ったディスカッション方式の勉強会が有用だと考えた。

3) インタビューから意欲・行動の分析

得点が上昇したJ氏は，経験年数9年である。アンケートでは，F4のみ減少しRKI合計点平均は5点上昇した。インタビューでは，患者の話を聞く重要性を再認識し，回復へつながると感じたことが語られた。しかし，「理想的だが難しい」という語りから，経験は豊富であっても日々の看護実践でうまくいくことばかりでなく，組織のなかで理想とする看護が十分にできなかった可能性が考えられる。なぜ難しいと感じたのか，踏み込んだインタビューが必要だったと考える。よって，本勉強会はディスカッション形式をとっており，学習者を増やし難しい現状をどうしたらよいかとともに考えることが，組織がリカバリー志向へと変わるきっかけとなる可能性が考えられた。

得点が低下したL氏は，経験年数1年未満である。アンケートでは，F1・F2・F4とRKIの合計点平均は低下した。インタビューでは，不安感の強い患者に対し，日記を活用し自己の考え方を振り返るかかわりを行い，患者の自己理解を促し不安なときに自発的に対処行動が取れるよう援助したことが語られた。これは状況的学習と考えられ，市川は，「学習者が獲得するものは，環境についての認知的な構造ではなく，社会的・文化的環境の中での振る舞い方である」[6]と述べている。勉強会でのアンケートで有効な結果は出なかったが，経験年数1年未満のL氏にとって，勤務する病棟の状況でリカバリーの勉強会後の間に，患者とかかわることが学習の場となり，無意識かもしれないがリカバリー志向の看護になっていたと考える。

したがって，インタビュー結果からアンケート結果は上昇・低下したとしても，勉強会の参加によって，リカバリーを意識して患者とかかわることの重要性を認識し，「話を聞くことも回復につながる」「退院後の生活について患者と話ができた」といった変化が起こったと言える。批判的思考とは，自分の推論過程を意識的に吟味する省察的思考であり，人の話を聞いたり，文章を読んだり，議論をしたり，自分の考えを述べるときに働いている[7]ことから，スタッフが経験的になんとなく重要と思っていたことに対し，勉強会をきっかけとして，患者とのかかわり方についてあらためて批判的に考える場ができ，認識の変化につなげることができたと考える。勉強会はリカバリー志向の看護をめざす学習方法として有用であると考えられ，継

続的に勉強会を実施しパーソナルリカバリーの学習を強化していくことが必要だと考える。

結論

　精神科看護職にリカバリーの勉強会を実施し，実施前後と3か月後にアンケート調査と，変化がみられた者に半構成的面接法を実施した結果，①リカバリーの知識・意欲は性別や経験年数によって異なる，②リカバリー志向は変化しづらい傾向がある，③アンケート結果に変化はみられなくても行動に変化がみられるケースがあった。リカバリーの学習は，長期的に定期的な勉強会の実施，自身の考えを述べる機会を設け，他者とやりとりしながら学ぶ方法が効果的と考えられた。しかし，「理想的ではあるが難しい」と感じた者もいるため，今後もリカバリー志向の学習方法を検討していく必要がある

と考えられた。

〈引用・参考文献〉
1）Mike Slade：本人のリカバリー100の支え　100 Ways To Support Recovery. http://plaza.umin.ac.jp/heart/archives/100ways.shtml（2021年9月30日最終閲覧）
2）Rie Chiba, Maki Umeda, Kyouhei Goto, et al.：The property of the Japanese version of Recovery Knowledge Inventory（RKI）among mental health service providers：a cross sectional study. International Journal of Mental Health Systems, 11（1）, p.71, 2017.
3）佐伯胖監修，渡部信一編：「学び」の認知科学辞典，大修館書店, p.257, 2010.
4）山崎恵子，内田宏美，長田京子，小野田舞：中高年看護師の職業継続のプロセスとその思い. 日本看護管理学会誌, 16（1）, p.34-44, 2012.
5）藤野裕子，樋口裕也，藤木雄一，立石憲彦：精神科病院に勤務する看護師のリカバリー志向性の特徴と関連要因. 日本健康医学会雑誌, 27（4）, p319-327, 2018.
6）日本認知心理学会編：認知心理学ハンドブック. 有斐閣ブックス, p.355, 2013.

精神科看護 コミュニケーション

看護師はケアをとおして患者とコミュニケーションを交わす

川野雅資 かわの まさし
心の相談室荻窪（東京都杉並区）室長

 はじめに

精神科看護のコミュニケーションは，あまりにも基本であり，かつ，従来からさまざまな視点で研究，論文，翻訳，討議，検討されてきた。筆者もそうである。どちらかというと，コミュニケーションの技術的，治療的な意義に関することに関心が強かった。しかしながら，近年，もっと広い観点からコミュニケーションを考えるようになった。本稿では特に，看護師の特性であるケアをとおしたコミュニケーションについて，その意味と意義を検討したので，その内容を紹介する。

なお，日常生活援助（ケア）とコミュニケーションが意味することは，重層的である。そのケアをいつ（時間，待つ），誰が（人），どこで（環境・物品），どのように行ったか（気持ち・配慮・方法・手技・正確さ・的確さ），によって患者が受け取る意味は多様である。特に考えなくてはならないのは，そのケアがどのような気持ち・意図・意識・関心でケアされたのかによって，コミュニケーション（メッセージの意味）が大いに異なるという点である。

たとえば，洗髪のケアを考えてみよう。シャンプーをして，トリートメントをして，ドライヤーで乾かしたとする。洗髪する看護師が，よそ見をしながら，別のことに気持ちが向いているのが明らかに患者に感じ取れる動作で，手に力が入らずに洗髪をしていたとしたら，洗髪してもらっている間の患者は，居心地が悪く，洗髪後に髪が何だか痒いので不快な状態になる。洗髪をしてもらわなければよかった，と思うほどである。このような洗髪のケアは，ケアの行為としては実行したが，患者には不快なコミュニケーションになる。患者は，「大切にされなかった」と感じるであろう。

看護師のケアには，害になるものケアから活力に充ち溢れるケアまでの段階がある。ジーン・ワトソンは，Halldors dottir の患者の体験からケアリングのない状態からケアリングまで後述する5つのタイプを紹介している[1]。タイプ1は，たとえば，無理やり詰め込むような食事介助をして誤嚥を招く，転倒しそうな患者をわざと無視する，隔離・拘束をいつまでも解除しないなど，のように危害を加えることになる。先ほど紹介した洗髪のケアは，タイプ2に相当するであろう。そして，タイプ5は，患者の生命力に力が湧き，患者はこれまでにない力を発揮することができるケアになる。そこには，看護師の患者に対する深い関心と回復を手助けするという意識，そしてこのようにケアすれば患者の力が湧くという意図を備えているのである。それがメッセージとして患者に伝わる。

タイプ1：バイオシィディク。生命を脅かすも

の（害，怒りを呼ぶ，絶望，そして回復を阻害する）

タイプ2：バイオスタティック。生命を抑制するもの（冷たい，あるいは患者を厄介者として扱う）

タイプ3：バイオパッシブ。生命に影響しない（無感動あるいは突き放した関心）

タイプ4：バイオアクティブ。生命を維持する（伝統的な患者─看護師関係のようなもの，気にかける，そして優しい）

タイプ5：バイオジェニック。生命力が湧く（生きる力を受け取る）

　このように，日常生活を通したケアのコミュニケーションは，看護師の気持ち・意図・意識・関心によって，患者に生命力を与えるケアにもなりえるし，果ては危害を加えていることにもなりえるのである。1つのケアのなかに，看護師がもっている心の奥のメッセージが伝わり，一度伝わったそのメッセージは消え去ることはないほどの影響をもたらすことがあり得る。

　今後，本誌にて短編の連載を計画している。ぜひ，読者のみなさまと多様な視点で精神科看護とコミュニケーションについて検討できればと願う。

ケアをとおしたコミュニケーション

　精神科看護師は，多様な方法と場で精神を病む人およびその家族とコミュニケーションをとる。今回は，ケアをとおして精神障がい者とコミュニケーションをとることについて触れる。ケアには多様な意味がある。本稿では，手技をとおした，直接身体に触れる行為を中心にした

ケアについて検討していくが，まずは「日常生活に関する基本的ニード」について整理しておく。

　精神障がい者に対するケアは，1つは「医療行為としての支援」であり，もう1つは「日常生活に関する基本的ニードの充足」である。

基本的ニードと普遍的セルフケア要件

　「日常生活に関する基本的ニード」について，バージニア・ヘンダーソンは看護の基本となるものとして，14の基本的ニードを明らかにした（表1）。そのなかで，特に，1．患者の呼吸を助ける，2．患者の飲食を助ける，3．患者の排泄を助ける，4．歩行時および坐位，臥位に際して患者が望ましい姿勢を保持するよう助ける。また患者が1つの体位からほかの体位へと身体を動かすのを助ける，5．患者の休息と睡眠を助ける，6．患者が衣類を選択し，着たり脱いだりするのを助ける，7．患者が体温を正常範囲内に保つのを助ける，8．患者が身体を清潔に保ち，身だしなみよく，また皮膚を保護するのを助ける，そして，9．患者が環境の危険を避けるのを助ける，が今回考えている「日常生活に関する基本的ニード」へのケアある。

　ドロシア・オレムは，普遍的セルフケアとして8つの要件を明らかにしている（表2）。そのなかで，1．十分な空気摂取の維持，2．十分な水分摂取の維持，3．十分な食物摂取の維持，4．排泄過程と排泄物に対するケアの維持，5．活動と休息のバランスの維持，7．人間の生命・機能・安定に対する危険の予防が今回考えている「日常生活への基本的ニード」へのケアある。

　筆者が考える日常生活の観察ポイントのう

表1　バージニア・ヘンダーソンの14の基本的ニード

1. 患者の呼吸を助ける 2. 患者の飲食を助ける 3. 患者の排泄を助ける 4. 歩行時および坐位，臥位に際して患者が望ましい姿勢を保持するよう助ける。また患者が1つの体位からほかの体位へと身体を動かすのを助ける 5. 患者の休息と睡眠を助ける 6. 患者が衣類を選択し，着たり脱いだりするのを助ける 7. 患者が体温を正常範囲内に保つのを助ける 8. 患者が身体を清潔に保ち，身だしなみよく，また皮膚を保護するのを助ける 9. 患者が環境の危険を避けるのを助ける。また感染や暴力など，特定の患者がもたらすかもしれない危険から他の者を守る 10. 患者が他者に意思を伝達し，自分の欲求や気持ちを表現するのを助ける 11. 患者が自分の信仰を実践する，あるいは自分の善悪の考え方に従って行動するのを助ける 12. 患者の生産的な活動あるいは職業を助ける 13. 患者のレクリエーション活動を助ける 14. 患者が学習するのを助ける

表2　ドロシア・オレムの8つの普遍的セルフケア要件

1. 十分な空気摂取の維持 2. 十分な水分摂取の維持 3. 十分な食物摂取の維持 4. 排泄過程と排泄物に対するケアの維持 5. 活動と休息のバランスの維持 6. 孤独と社会的相互作用の維持 7. 人間の生命・機能・安定に対する危険の予防 8. 人間の潜在能力，既知の能力制限および正常でありたいという欲求に応じた，社会集団の中での人間の機能と発達の促進

ち，1. 食物の摂取，2. 水分の摂取，3. 服薬，4. 呼吸，5. 清潔，6. 身だしなみ，そして7. 睡眠，が今回考えている「日常生活への基本的ニード」へのケアである（表3）。

 精神障がい者の日常生活能力の特徴

　精神障がい者の日常生活能力は，ある機能が障害されているためにその機能を用いる日常生活全般が自立してできなくなる，というわけではないことが大きな特徴である。たとえば，右腕に麻痺があるとすると，右腕を使用する日常生活全般が思うようにできなくなることは想像

できることである。しかしながら，精神障がい者の多くは，身体機能の障害は少なく，実行する機能そのものではなくむしろ実行することに意識が向かないために，セルフケアの不足が生じる。たとえば，洗髪はするけれど髪の毛を十分に乾かさない，着替えはするけれど下着は変えない，洗顔はするけれど歯磨きはしない，着替えはするけれど季節に合っていない，汚れた衣類を洗濯しないまま清潔な衣類と一緒に片づける，上下の衣類と履物のバランスが悪い，などがある。もう1つの精神障がい者のセルフケアの不足の要因として，発症年齢が青年期以前である，または養育者，特に母親が患者の養育

を十分に行わないために，セルフケアをする能力を獲得していないことがある。発症年齢の問題は，その年代までに身につけたことは，精神症状に影響されなくなれば（回復すれば）セルフケアは脅かされないが，たとえば，10歳以前に発症するないしは発症にいたるような出来事に遭遇すると，その年代を過ぎて身につけるセルフケアの力が身についていない。

養育者の問題は，たとえば，母親がうつ病で家事や育児が十分にできないために，患者はセルフケアを学ぶことができないために生じる。これらのことから，看護師がよくよく観察しないと，患者の不足しているところが見出せないまま，後で大きな問題になって気づくことがある。

社会復帰病棟（開放病棟）に入院しているある患者が，「食事が摂れない」というので，何が困るのか問いかけると，「歯が痛い」と答える。それで食べることができないのか，それはつらいと判断して，主治医に報告して歯科受診をすることになる。歯科に受診に行く途中で，歯磨きはどれくらいしているのか問いかけると，「歯ブラシがないので歯磨きをしていない」と答える。どれくらいの期間歯磨きをしていないのか問いかけると，「もうずっと」と答える。お小遣いで歯ブラシを買わないのか，と問うと，「おやつを買ってしまうので歯ブラシを買うお金がない」と患者が答える。これは，社会復帰病棟の患者は日常生活が自立していてセルフケアは自分でできているという看護師の前提（根拠のない決めつけ）と，看護師が患者の日常生活を正確に把握していないために生じたことである。そのために看護師は，歯ブラシを持っているか，というところまで考えようとしなかった。

表3　筆者の考える日常生活の観察ポイント11項目

1. 食物の摂取
2. 水分の摂取
3. 服薬
4. 呼吸
5. 清潔
6. 身だしなみ
7. 睡眠
8. 余暇活動
9. 金銭管理
10. 対人関係
11. 安全

さらに，歯磨きをしているか，観察していなかった。このように，精神障がい者は日常生活が自立しているとしても，すべてが整っているわけではない。

 できる力を発揮する機会が少ない

精神障がい者の日常生活能力に関する別の特徴に，精神障がい者は，自分がもっているセルフケアの力を発揮する機会を奪われていることがある。着替えが十分にできないので一部介助が必要であり，また全身をきれいに洗うことができないので一部介助をしているある長期入院の患者がいた。洗濯物は病院で洗濯していた。それは，金銭の自己管理ができず，着替えが十分にできない患者が洗濯などできるはずがないので（根拠のない決めつけ），病院が洗濯をするというサービス（代理行為）をしていた。あるとき，受け持ち看護師が，入浴後に患者に衣類の洗濯をしてみるかと問いかけた。患者は，「はい。やります」というので，コインを用意して患者に渡すと，患者が洗剤を適量入れて洗濯機を動かし，洗濯をした。洗濯が終わると洗濯物を干す，という一連のことが行えた。これ

まで看護師は,「多分できないからどこかで教えなくては」と機会をうかがっていたが,まったくその機会は訪れなかった。患者は,「入院前は自分で洗濯していた」と言った。看護師は,入院前の患者のセルフケアの実態について,なかなか情報を得ることが難しい。特に,長期入院患者になると,過去の情報よりいまの情報が優先される。患者のもっている日常生活能力を発揮する機会が少なくなり,そのために患者の力を入院生活が削いでしまうことがある。それが長期入院になればなるほどそのリスクが高くなる。

 ## 不足しているセルフケアを支援する

あるうつ病の入院患者は2日間ほとんど臥床して過ごしていた。洗顔もしていなくて,脂ぎっている感じが不快だったが,それよりも気分の落ち込みがつらかった。生きているのを放棄したい衝動に駆られていた。3日目のお昼ごろに看護師が,「温かいタオルで顔を拭きませんか」とタオルを持ってきてくれた。「はい」と答えて,タオルを受け取り力なく顔を拭いた。ほかに柑橘類の香りがした。看護師は,タオルを交換して,もう一度手渡してくれた。患者は,疲労を感じながらも顔を拭いた,フッとため息が出るが,また,柑橘類の香りを感じた。患者は柑橘類の香りを感じると同時に呼吸をしていることを感じた。

看護師は,「手を拭きましょう」と言って,温かい手で患者の手を支えてていねいに手を拭いた。指の間,1本1本やさしく,温かいタオルで丁寧に,ゆっくりと,手を拭いた。看護師は,必ず元気になるからいまはゆっくり休んでほしい,という思いを込めて手を拭いた。看護師が手を拭いた後,患者は自分の手から柑橘類の香りがすることを感じ,看護師の温かい手の余韻が残っていることを感じた。そして,疲れ切った心が少し軽くなっていることを感じた。

 ## ヒューマンケアリングで考える

上記のエピソードを「ヒューマンケアリング」で考えてみたい。

看護師は,患者に触れること(触覚)を通して患者にケアをした。看護師の温かいタオルという触覚をとおしたケアは,もっとも簡単に使えるケアリングアート様式*1の1つであり,統合と調和を助けることができるし,安心,全体性と統合性,安心感などを与える助けとなる[1]。患者は,気分と身体感覚の統合性を失っていた。気分が抑え込まれたために,身体の感覚も無感覚の状態になっていた。感覚遮断状態にある患者に対する刺激として,タッチの感覚を使うことは基本的ケアリングアートとして見過ごしてはならない。繊維や布地に触ること,看護師の手に触ることは感覚遮断状態にある患者にとって重要な感覚刺激である[2]。看護師がケアしたことで,身体の感覚が刺激を受け,それにより気分が動き出すという統合性が生まれた。

さらに,看護師は,柑橘類の香りという嗅覚をとおしてケアをした。アロマなどによる「落ちつき」を活用する展開はすべて,人の意識を変え,よりいっそうの調和と安楽と均衡と全体性への移行に貢献する[3]。看護師が,患者の触覚と嗅覚に働きかけたことで,うつ病の極期にある患者に統合性と全体性を生み出した。これは,心のこもった日常生活援助が患者の精神の

奥にある魂を呼び覚ましたのである。ジーン・ワトソンのヒューマンケアリングの10の因子の9番目に「他者の身体精神魂の魂に触れる神聖な行為で基本的なニードを敬意をもって援助する。人間の尊厳を保つ」とある。さらに，6番目で「知識／存在／行動／成長のすべての方策を通して，自己と芸術的なケアリング─癒しの実践を十分に活用したケアリングのプロセスを通した創造的な問題解決─解決・探索」と述べており，看護師の基本的ニードへの援助は，この2つのカリタスプロセス*2を兼ね備えていたことから，患者の魂にまで届くケアであった。看護師の「必ず元気になるからいまはゆっくり休んでほしい」というメッセージは，ケアを通して十分患者に伝わった。

 ## おわりに

　精神科看護師が行うケアをとおしたコミュニケーションを看護理論と結びつけて検討した。特に，ジーン・ワトソンのヒューマンケアリングの考え方と結びつけて検討した。筆者は，トラウマインフォームドケアに関心があり，一方でヒューマンケアリングについてジーン・ワトソン博士からたびたび学習した。看護学生の基礎教育および大学院生の専門教育の場で，両方について熟慮してきた過程で，コミュニケーション，トラウマインフォームドケア，ヒューマ

ンケアリングは，それぞれに深く結びついていることを感じている。さらに，熟考を重ね，これらの重層的な関係がどのように結びついているものなのか，あるいは異なる考え方なのかについて理解を深めていく。

* 1　ジーン・ワトソンは，ナイチンゲールの看護を発展させて，ケアリングアートとして聴覚様式，視覚様式，嗅覚様式，触覚様式，味覚様式，知的・認識的様式，運動感覚様式の7つの様式を説明している[7]。
* 2　ジーン・ワトソンは，ケアリングの要因として当初，10のケア因子（Carative Factor）と表現していたが，2002年にCaring and Loveを意味するCaritasという言葉を生成し10のカリタスプロセスCaritas Processと表現を発展させた。

〈引用・参考文献〉
1) Jean Watson：Nursing The Philosophy and science of Caring revised Edition. University Press of Colorado, p.85, 2008.
2) Jean Watson, 川野雅資, 長谷川浩訳：ワトソン21世紀の看護論. 日本看護協会出版会, p.213-214, 2005.
3) 前掲書1), p.210.
4) Virginia Henderson, 湯槇ます他訳：看護の基本となるもの. 日本看護協会出版会, 2016.
5) Dorothea Orem, 小野寺杜紀訳：オレム看護論看護実践における基本概念. 医学書院, 2005
6) 川野雅資編：精神看護学Ⅱ 精神臨床看護学, ヌーベルヒロカワ, 2020.
7) 前掲書2), p.204-219.

学の視点から
精神保健（メンタルヘルス）で
地域をひらく

安保寛明 あんぼ ひろあき
山形県立保健医療大学看護学科（山形県山形市）教授

⑳

▼**20th Step**　**援助希求行動の喚起**

　みなさんは毎日を楽しんでいますか？　そうである人もない人も，明日が楽しみで心の健康が高い毎日になるように願います。さて，今回は前回に引き続き自殺予防に関連する話題を紹介します。テーマは，"援助希求行動"です。

援助希求行動

　人生に選択肢がない，できることがないほどに追い詰められた精神状態のとき，もうできることがないと思うと人生を諦める考えが浮かびがちです。小さな課題や負担であれば，1人で自分の気持ちを整えて前向きな行動をとるなどの対処ができます。ただ，多くの困難に覆われている場合，その人1人の行動では解決や改善がほぼ不可能な場合があります。心身の健康度が低く，生活面での負担がとても大きいとき，1人で解決しよう，取り組もうとしないことが大事で，本人から助けを求めるための意思を表出する行動は「援助希求行動」といいます。

　たしかに，近年の研究などから適切な援助希求行動は精神健康の悪化を防ぐための重要な行動の1つであることが示され，小学校や中学校ではSOSの出し方教育とされるメンタルヘルス教育も学校の授業に含めるようにとされています。しかし，子どもや障害のある人など，社会的な立場が弱い人が他者に助けを求めることはそう簡単ではありません。

援助希求行動へのハードルの高さ

　援助希求行動とは，「自分は困っているから助けてほしい」と誰かに言うことです。そもそも私たちでも，おいそれと「助けてほしい」とは言いにくいのではないでしょうか。援助を受けるという行為に対してネガティブな反応を受けたり（「忙しい」「それくらい自分でやりなさい」「なんでもっと早く言わないの」），援助を受けた経験にネガティブな評価を感じたり（「助けが必要ということは能力が低いという意味だ」）という経験は想像がつきやすいのではないでしょうか。「自分では難しい。だからなんとかして」と主張することは，誰でもできるわけではない，多くの人にとってハードルの高い行為です。

　私だって簡単には「自分では解決できない，だから助けて」とは言えないと思いますが，何回か考えて応援を呼ぶのではないかなあと思います。でも，応援を呼ぶ行為で傷ついた経験があったら。または，自分が困っている誰かを助けないままに（見捨てたりしながら）生きてき

た感覚があったとしたら，助けを求めることの前に，なんとか逃げ出そうとしたり攻撃的になったりするかもしれません。

1人で無理なものは無理

1人では解決できないほどの困難を抱えたときには，誰かを巻き込まないとそれは解決できません。「自分1人では解決できない困難」なんですから，1人でがんばっても無理です。もっといえば，その人の身近な1人だけが味方になっても難しいでしょう。身近な人がその状況をわかっていながらも解決や緩和は困難だったはずです。たくさんの人が少しずつ力を出し合い，大きな課題を解決する方法が必要なのです。

小学校や中学校で行われているSOSの出し方に関する教育や情報提供のほか，SOSの受けとめ方，たくさんの人がピンチのときに駆け寄ってその人の困難に対して継続的にかかわり，解決や緩和をはかることが重要です。「自分では解決できない困難がある。だから助けて」という行為はハードルが高いため，その行為まで個人の責任にすることはできません。

「大丈夫」と言わせていないか

私も中学生向けのメンタルヘルス教育を何度か行う機会をもらってきました。そこではストレス対処の種類や自己効力感に関すること，1人で解決できない負担を抱えたときの行動などを扱っています。学外からの講師ということもあり，多くの学校では生徒のみなさんも歓迎し，集中して聞いたり参加したりしてくれます。

そのなかでは，WHO-5精神健康状態票の聞き方をよく紹介します。「明るい気持ちで過ごせているか」「ぐっすり眠れて気持ちよく起きているか」など前向きな質問で，その日の気分ではなく2週間程度の期間での頻度（傾向）を聞くものです。そうすると相手は，「うん，だいたいの日は明るい気持ちだよ」「あんまり明るい気持ちの日ってないなあ」と答えてくれます。

実はこの聞き方の特徴は，「大丈夫」と相手が言わないで済むところにあります。もしも逆に「暗い気持ちなんじゃない？」「眠れてないんじゃない？」と聞くと，「うーん，大丈夫だよ」などの答えになりやすいのです。こちらが心配して声をかけても，「大丈夫」と言われてしまえば，その先お互いに話しにくいですよね。つまり周囲の人も「助けるよ！」という気持ちがうまく伝わるように，相手が「大丈夫」と言わずに済む声をかけるといい，というわけです。

これまで何度か中学校におうかがいしていますが，中学生からの周囲の人たちへの言葉のかけ方に関する感想が想像より多いです。自分が援助を求めるだけの介入ではなく，自分が援助できる状態をつくっておくことが，援助に対する敷居を下げるのではないでしょうか。

〈引用・参考文献〉
1）松本俊彦：「助けて」が言えない—SOSを出さない人に支援者は何ができるか．日本評論社，2019.
2）松本俊彦：「死にたい」に現場で向き合う 自殺予防の最前線．日本評論社，2021.

Next Step
援助希求行動の喚起②

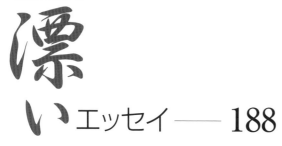

坂田三允の

漂い　エッセイ——188

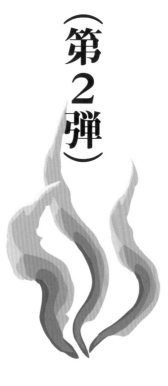

人間って……（第2弾）

　ある日，次女がラインで転送してきた誰かさんのツイート。「来る日も来る日も働いて，自分のために誰かのために少しずつためこんだ努力の結晶をある日家に帰ると根こそぎ持っていかれてしまっていた。はちみつとはそういう食べ物です」。う〜ん。それに対してさらに別の誰かさん，「ちなみに，ハチさんが一生涯で集める蜜は小さじ1杯分」。次女は，「こんなふうに言われるとはちみつ食べるのがなんだかハチさんに悪いみたいで食べられなくなっちゃうね」と書いていた。たしかに，でもそう言えば何も食べられなくなる。人間，いや，生きとし生けるものすべて，生を長らえるため，種を保存するため，戦ったり搾取したりしているのではないか。いや，人間が1番欲深く，ずるいのかもしれない。

　それにしても，ミツバチさんはどうしてそんなに蜜を集めるのだろう。そもそもミツバチさんってどういう生き物？　ミツバチさんが集めた蜜を利用させてもらっているにもかかわらず，ミツバチさんのことあまり知らないなぁと思い，インターネットで「ミツバチの生態」と検索窓に入力してみた。

　たくさんの情報があった。さまざまな方が，さまざまな角度でミツバチに関して研究していらっしゃった。なかでも，玉川大学学術研究所にはミツバチ科学研究センターなるものがあることに驚いた。そこでまた私は「科学」なる言葉に引っかかる。さらに「科学」を調べ，「科学とは何か簡単に」という項目を見る。それによれば，「科学とは対象を認識し，観察し，理解し，解釈し，記述する一連の行為のこと」であるという。「科学」と「化学」の違いについても述べられていて，「化学」と「科学」を混同している人も多いとあった。イメージとしては私もその1人だ。なんとなく「実験」するというような印象が強かったのだなとあらためて思う。「化学」は「科学」の中の一分野なのだと理解できた。私って本当におバカ。

　ともあれ，研究所の中村教授によれば[1]，「高度に組織化されたミツバチの社会は社会性昆虫では最高位にあり」（社会性昆虫とは，ハチやシロアリのように，集団をつくり，そのなかに女王や働きバチ〈アリ〉のような階層がある生活をしているなど，人間のそれに似た

坂田三允
さかた みよし
多摩あおば病院看護部顧問（東京都東村山市）

Miyoshi SAKATA
TADAYOI ESSAY

社会的構造を備える昆虫をさすのだそうだ）「その形態はすでに500万年前に成立していると言われている」「ミツバチは人間に『お裾分け』ができるほどのハチミツを貯めるのでミツバチという名前がついているに過ぎず，決してハチミツ製造機ではない」「花から集めた花粉と蜜を体内で加工して，自分達の主食であるミルクや栄養価の高い食品として知られる女王バチ専用のミルクであるローヤルゼリーを作る」「ハチミツは，彼らの高度な生命活動の産物を人間が利用させてもらっているもの」らしい。

人間が地球上に登場したのは150万年前，さらに集団生活をするようになってからはたかだか1万年位。「ミツバチは500万年前から，ほぼ同じ社会体制」「高度に社会化された」生き物なのだ。1つの巣を存続させるために，はっきりとした役割分担で，組織化されているという。一般的には女王バチが君臨していて働きバチが一切の世話をし，雄バチが生殖を担っていると考えられがちだが，ミツバチの社会は「リーダーなき秩序社会」なのだそうだ。女王バチの脳の容積は働きバチよりも小さく，

目も半分ほどの大きさしかない。外を飛ぶ能力も発達していない。群れが住む場所も働きバチに決定権があり，女王バチが外に出るのは，生まれてからすぐの交尾のためと，1年たってから巣別れするときだけなのだという。それに比べて働きバチは群れのなかの仕事に応じて生理的な機能を変化させ，1か月ほどの寿命のうち，子育て，巣づくり，ハチミツづくり，食料調達とシステム化されているのだそうだ。万単位で群れをつくりつつ，個々の役割が特化され，ほかの役割をしないのである。

すごいなぁと感心しつつ，このような状態を社会化というのかなぁと，ハクスリーの『すばらしい新世界』を思い出してしまった。試験管でつくられた子どもたちが支配者と労働者に振り分けられ，労働者が疲れ果てると，「ソーマ」なる安定剤を与えられ……くわしくは覚えていないが，すばらしいとは思えない世界に似ているように思えたのだ。働きバチさんはえらい。だけど，ハチさんは何を感じ，よろこびとしているのだろうなとつい考えてしまったからだ。「個性」とは？　「自由」とは？

もちろんハチさんたちは生理的な機能を変化させ，自分の役割に徹していればよいのだろうけれど。でも，「自分のために誰かのために少しずつため込んだ努力の結晶」を根こそぎもっていく人間は罪深い。本当に「お裾分け」してもらうだけにできればいいのに。

でも，もっとひどいことを人間は平気でやっている。乳牛は1歳半から2歳で人口受精をされ，子牛を産み，すぐに子牛と引き離され，搾乳される。出産しなければお乳は出ないから，出産をくり返させられる。出産後2か月ほどで人工授精し，また妊娠する。その間ずっと搾乳は続く。そのサイクルをくり返し，5歳くらいになると肉牛として売られる。

牛乳にもハチミツにもとてもお世話になっている私としては，心が痛む。せめて感謝することだけは忘れないようにしようと思った。

〈引用・参考文献〉
1）中村純：そこが知りたい！ ミツバチ不思議百科. https://www.yakult.co.jp/healthist/217/img/pdf/p02_09.pdf（2021年9月30日最終閲覧）

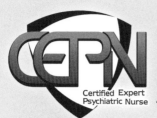

活躍の場を拓く 精神科認定看護師

① ステーション開設から 走り続けた3年間を振り返って

一般財団法人岩手済生医会こころの訪問看護ステーション三田（岩手県盛岡市）管理者／保健師／精神科認定看護師

米澤慎子 よねざわ しんこ

　一般財団法人岩手済生医会三田記念病院（病床数277床）は，1933（昭和8）年に開業した，県内でもっとも歴史のある精神科病院である。そこに併設された精神科特化型訪問看護ステーションは，2017（平成30）年にスタッフ4名で，開設してから今年で4年目を迎える。現在のスタッフ数は12名（うち常勤8名）で，保健師4名，看護師4名，作業療法士2名，精神保健福祉士1名，事務員1名の多職種チームである。そして，寒冷地には欠かせない4WDの軽自動車6台がスタッフのよきパートナーとして活躍し続けている。

行政保健師から精神科病院へ

　私は2009（平成21）年，45歳で三田記念病院（以下，当院）の前身である岩手保養院に保健師として入職し，幸いにも精神科訪問看護（以下，訪問看護）に従事する外来・訪問看護部門に配属され，外来患者と入院中（退院前）の患者の訪問看護に携わることができた。

　前職の6年間，行政（町）保健師として勤務をしたが，地域で暮らす精神疾患を抱える方への支援に悔いを残しており，訪問看護の技術をいつか必ず学びたいという思いがあった。

　驚くことに，当院の訪問看護の歴史そのものは，診療報酬化される3年前の1983（昭和58）年からすでに，当時の院長と保健所保健師が連携し，精神科医療から遠い地域へ精神科医療を届けつなぐために，院内のケースワーカーがリーダーを任され，外来看護師とチームを組んで病院から出向く訪問看護が行われていた。

　当時は近隣の地域への訪問はおおむね月1回だが，遠方（片道2時間以上）への訪問は半年に1回であった。その際には必ず最寄りの市町村役場に立ち寄り，保健師と顔を合わせて情報共有するという方法がとられていた。

　入職2年目の2010（平成22）年，当時の中心的な役割を担っていたケースワーカーに話を聞く貴重な機会を得た。そこでもっとも印象に残った言葉が「たかが1回，されど1回」である。

　それは，半年に1回の頻度であっても地域で暮らす患者の様子を，患家で直接見聞きし，保健師の情報も含めて主治医の診察室に届ける貴重なしくみだ。さらには急性憎悪の際の入院調整の連携や地域の精神科医療へのニーズの把握

にもとても役立っていた。

訪問技術を次世代へつなげる

2015（平成27）年，病院から出向く訪問看護をはじめたとき，中心的な役割を担った看護師と一緒に働ける縁に恵まれた。そこで豊かな経験と感性が溢れ出る患者に対しての"リカバリーを支援するちから"などに感銘を受けた。そのとき，「先輩たちが築き上げてきた技術を形にしたい」という思いを強く抱いた。

当時は，県庁所在地の盛岡市であっても近郊地域に精神科特化型のステーションは2か所と少ないうえ，一般診療科がメインのステーションは積極的に精神科を受け入れておらず，時代のニーズであった"長期入院から地域へ"の資源が不足しているという課題が明確にあったのだ。

精神科認定看護師の資格取得により目標が定まる

私が精神科認定看護師の資格を取得したのは，2016（平成28）年。精神科勤務歴が乏しいことに不安をもちながら研修会に参加したが，高い志をもつ全国の仲間と熱量の高い講師，そしてモデルになるステーションと訪問看護師に出会った。明るく温もりのある刺激を多く受けたことにより，無事合格することができた。それをきっかけに，精神科認定看護師として私が今後やるべきことは，迷いなく病院を一歩出て，より地域で暮らす利用者に近い"ステーションから出向く訪問看護"であると決意した。夢を叶えるため，どんなに厳しいときにもそれ

を心に置いて仕事に向かっていたことをいまでも忘れない。

念願のステーション開設と新たな使命

その2年後の2018（平成30）年4月に夢が叶った。当時，現場の一職員だった私が，つたないながらも思いを込めた企画書を，上司を経由して院内上層部へ提出。当法人の創業理念である「地域医療と福祉への貢献」と経営上のメリットなどを提案し，理事長をはじめ法人の理解を得て承認が得ることができた。多くの先輩たちの想いがここへつながったのだと喜びをかみしめた。こうしてさまざまな関係者の支援により，4名のスタッフとともに念願のステーションを開設した。

やはり，現場の活動はやりがいに満ちていた。本州でもっとも寒いと言われる岩手の冬に，凍える手を温めながら現場に向かうと，そこには多くの学びがあることを実感した。その後すぐにニーズが増大し，思い切って職員を増やすことになった。開設後，3か月ごとに作業療法士，男性保健師，精神保健福祉士が入職し，ステーション運営には欠かせないポイントである"多職種"が揃うことになった。

そこで，病院時代からつないできた訪問方法としてスタッフ複数名訪問の継続，利用者のニーズに合わせた訪問頻度の選択，24時間対応を可能にすることができた。それにより，利用者が生きてきた"ものがたり"を基軸に，ストレングスや障害特性に見合った暮らしの支援などを，当ステーションだけで抱え込むことなく医療，福祉，行政，ほかの社会資源へつなぐ包括的なケア調整の起動力となった。そして，困

難事例に挑むことは精神科病院併設型のステーションの使命と考え，他院からの依頼も積極的に受け入れてきた。また，岩手県内の医療・福祉・行政・市民団体などが主催する研修会の講師や寄稿，学生実習受け入れなどについても同様である。こうして"精神科訪問看護"そのものの知名度に貢献することが何よりのよろこびである。

開設して3年，マネージメントの転換期

私たちは，シンプルに利用者や他機関からのニーズに応じた展開をひたすら続けてきた。しかし，スタッフ数と訪問件数が3倍になった開設3年目直前に，スタッフからの要望により，これまでの全力疾走をふりかえる日々が続いた。それはスタッフ全員が同じ目標を持ち，不安も少ない環境にあると自負していたが，私だけがそう思い込んでいたということに気づいたのだ。

まさに，マネージメントの基本である，スタッフそれぞれの立場に応じた配慮が不足していたということだ。本音を語るとしたら，管理職の経験がまったくないまま，精神科認定看護師の資格という熱い思いと保健師経験だけで管理者として突き進んでいた時期だった。そして成長を遂げたステーションの人材マネージメントが追いついていないことを反省した。

多方面の知人からの助言を受け「まずは，私が荷をおろして楽にならなければ」と決意し，今年4月から主任2名を配置し，スタッフのマ ネジメントを多方向で行うようになった。その後，職務経験が豊富なスタッフも数名入職し，利用者とスタッフの現場の声を全体で共有する機会が増えた。

実は当ステーションの部屋の広さは限界で，病院から2km圏内への移転を現在検討している。病院併設型のステーションがその敷地を離れること自体，ステーションの自律に向けた大きな岐路であると感じている。

結びにかえて

コロナ禍2年目で東日本大震災から10年目となる今年，危惧するデータが発表された。令和2年の自殺率が11年ぶりに上昇し，岩手県が6年ぶりに全国ワースト1となったことである。精神科看護の核である"場の空気と利用者との距離感を扱う技術"を発揮することに自体に慎重にならざるを得ず，コロナ感染対策の名のもとに，ともすれば「スタッフを守るのか，利用者を守るのか」の議論にもなる。訪問件数および時間を減らすといった検討もせざるを得ないが，利用者と同じ地域の生活者として，世情の流動性を一緒に感じとり，安心したり不安になったりすることを共有できるが訪問看護の強みであるとあらためて感じている。

また，精神科訪問看護に携わる私たちができることは，利用者のリカバリーを信じ，その時間と経過の一端に寄り添うことである。利用者が少しでも幸せを感じ近くでともに喜ぶことに尽きる。そのためには，こころのケアをする自分たちが，まず健康であるということが大切な時代に暮らしているのではないか。

精神科認定看護師としての教育活動を紹介します①

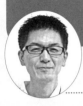

医療法人和光会一本松すずかけ病院（福岡県田川市）精神科認定看護師
坂本健太 さかもと けんた

多職種が参加する公開事例検討会の取り組み

私は患者さんや家族の苦しみを少しでも軽減したいという思いで，精神科認定看護師の資格を取得し4年が経過した。取得当時は精神科認定看護師は院内に1人であり個別で対応することが主になっていた。昨年より，専門・認定看護師が増え，リソースナース会が発足し，新たな活動として，看護の質の向上を目的に，院内での公開事例検討会を開催することとなった。会には，担当医師や受け持ち看護師，病棟スタッフ，外来部門，在宅診療部，リハビリ科，地域医療連携室などの部署から，元受け持ち看護師や，患者さんのことをまったく知らないスタッが30〜40名参加している。

公開事例検討会は2020年から現在まで4回行い，参加者からは「患者さんの元気なころの話を聞き，看護の視野が広がった」「自分たちの看護が間違っていなかったと実感でき自信となった」「チームで支える思いが患者に伝わることが大切と感じた」などの意見が聞かれた。第4回目は透析中に自己抜針する対応困難な患者さんに，看護介入の糸口を見出すこともできた。病棟の事例検討会だけではケアの行き詰まりが生じ，病棟集団も疲弊してしまうこともあったが，病院全体で事例展開することで，ケアをより広い視野で多角的，俯瞰的にとらえることができる。また，多職種の存在もチームで1つの問題を解決しようと，ケアの時間を共有することにもつながった。公開事例検討会では，垣根を越えたメンバーで患者さんのことを考え「いまできる最善の看護」を検討することができている。さらに，参加したスタッフや，特に事例提供したスタッフは，最初は緊張感があったようだが，会のなかで安心感を抱き，集団のなかで癒されたり内省する経験もできている。この公開事例検討会をとおして，精神科認定看護師としてどのように活動していけるかを考えることにもつながったので，今回の経験を生かして多職種と連携をはかり，患者さんを一緒に支援していきたい。

精神科認定看護師としての課題は多々あるが，まずはスタッフに看護の「楽しさ」を感じてもらいたいと思う。そして，院内の活動から精神科認定看護師の取り組みをもっと知ってもらい，スタッフの目標や希望となれるように，日々自己研鑽し，近い将来，近隣の病院や施設スタッフと連携し病院の垣根を越えて，地域で困っている人の力になれるように支援していきたい。

月刊 精神科看護
THE JAPANESE JOURNAL OF PSYCHIATRIC NURSING

NEXT ISSUE
次号予告

2021年11月20日発売

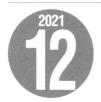

特集

認知症看護
―ケアへの抵抗を招くもの

患者の表現する抵抗からケアを振り返る
"拒否の背景を探る"その先のケアへ
「今日はうまくいった！」のはなぜ？
カンフォータブル・ケアの原点にあるもの

EDITING POST SCRIPT

◆新型コロナウイルスのワクチン，無事に2回の接種が終了しました。2回目の後は発熱の可能性が高いと聞いておりましたので満を持しての当日，見事に発熱しました。ただ，少し体がだるい程度で済んだのは不幸中の幸いだったかもしれません。看護師さんから「腕をまっすぐ下ろしてください」「指先がしびれていませんか」と言われつつ注射を打たれる間に想像したのは，看護師さんは何回この台詞を言ったのだろうかということ。集団接種会場の場合，考えるだけでろれつが回らなくなりそうです。そのありがたさに対してできることは，「はい」「大丈夫です」「ありがとうございます」とはきはき受け答えする，それだけしかありませんでした。　　　　　　　　　　　　　　（C）

◆湧き上がる感情にどう向き合うか，ということを考えると反射的に思い出す古い記憶がある。校則に端を発した教師と一部生徒たちの対立。巷間いわれるようなブラック校則というわけでもない些細な話だったので「まじでどうだっていい」と傍観していた。正直，「大人と対立するトガった俺たち」「反抗する生徒と正面から向き合う俺，アツい教師」といったような，それぞれの"酔い"を感じていた。できれば関与は避けたかったが，「どっちつかずで意見表明しないのはよくない」と，教師と一部生徒が団結（！）。吊るしあげをくった。教壇に立って意見を述べよ。教壇に向かう途中で湧き上がってくる，怒りやむなしさ，不安，恥ずかしさといった諸感情。その後どうなったかが知りたい方は連絡ください。　　　　　　　　　　　　　　（S）

STAFF

◆月刊『精神科看護』編集委員会 編
　金子亜矢子（一般社団法人日本精神科看護協会）
　小宮浩美（千葉県立保健医療大学健康科学部）
　佐藤恵美子（一般財団法人聖マリアンナ会東横惠愛病院）
　中村博文（茨城県立医療大学保健医療学部）
◆月刊『精神科看護』サポートメンバー
　小原貴司（医療法人昨雲会喜多方飯塚病院）
　澤越鈴菜（医療法人明心会柴田病院）
　澤田恭平（医療法人明心会柴田病院）
　鈴木 遥（医療法人昨雲会飯塚病院）
　馬場大志（医療法人昨雲会喜多方飯塚病院）
　濱田真理子（医療法人勢成会井口野間病院）
　三並淳一（医療法人社団翠会成増厚生病院）
　宮﨑 初（第一薬科大学看護学部）
　森 優（医療法人勢成会井口野間病院）
　吉山直貴（医療法人誠心会あさひの丘病院）
　米山美穂（長野県立こころの医療センター駒ヶ根）
◆協力　一般社団法人日本精神科看護協会
◆EDITOR　霜田 薫／千葉頌子
◆DESIGNER　田中律子／浅井 健
◆ILLUSTRATOR　BIKKE
◆発行所
　（株）精神看護出版
　〒140-0001　東京都品川区北品川1-13-10
　　　　　　　ストークビル北品川5F
　TEL.03-5715-3545／FAX.03-5715-3546
　https://www.seishinkango.co.jp
　E-mail　info@seishinkango.co.jp
◆印刷　山浦印刷株式会社
●本書に掲載された著作物の複製・翻訳・上映・譲渡・公衆通信（データベースの取込および送信可能化権を含む）に関する許諾権は，小社が保有しています。

2021年11月号　vol.48 No.12　通巻352号
2021年10月20日発行
定価1,100円（本体価格1,000円＋税10%）
ISBN978-4-86294-255-5

▌精神科看護

定期購読のご案内　月刊「精神科看護」は定期購読をおすすめします。送料，手数料は無料でご指定のご住所へお送りいたします。バックナンバーからのお申し込みも可能です。購読料，各号の内容，申し込み方法などは小社webサイト（https://www.seishinkango.co.jp/）をご確認ください。

みなさんからの研究論文や
実践レポートを募集しています

● **精神科看護に関する研究，報告，資料，総説などを募集します！**

＊原稿の採否
   (1) 投稿原稿の採否および種類は査読を経て査読委員会が決定する。
   (2) 投稿原稿は原則として返却しない。

＊原稿執筆の要領
   (1) 投稿原稿に表紙をつけ，題名，執筆者の氏名，所属機関，住所，電話番号などを明記すること。
   (2) 原稿はA4判の用紙に，横書きで執筆する。字数は図表を含め8,000字以内とする。
   (3) 原稿は新かな，算用数字を用いる。
   (4) 図，表，および写真は図1, 表1などの番号とタイトルをつけ，できる限り簡略化する。
   (5) 文献掲載の様式
      ①文献のうち引用文献は本文の引用箇所の肩に，1), 2), 3) などと番号で示し，本文原稿の最後に一括して引用番号順に掲載する。
      ②記載方法は下記の例示のごとくとする。
         ⅰ) 雑誌の場合　著者名：表題名，雑誌名，巻 (号)，ページ，発行西暦年次.
         ⅱ) 単行本の場合　編著者名：書名 (版)，ページ，発行所，発行西暦年次.
         ⅲ) 翻訳本の場合　原著者名 (訳者名)：書名，ページ，発行所，発行西暦年次.
   (6) 引用転載について
      ほかの文献より図表を引用する場合は，あらかじめ著作者の了解を得ること。
      またその際，出典を図表に明記する。

● **実践レポートや報告もどんどんお寄せください！**

   職場での実践報告や看護の工夫などをお寄せください。テーマは問いません。研究目的，方法，結果，考察など研究論文の書式にとらわれなくても結構です。ただし，実践の看護のなかでの報告・工夫に限ります。8,000字以内でまとめてください (図表・写真含む)。原稿の採否については編集委員会で検討します。

● **読者のみなさんとともにつくる雑誌をめざしています！**

   「クローズアップの取材に来てほしい！」「こんな特集をしてほしい」「この記事は面白かった，役に立った」など，思い立ったことやご意見などもお気軽にお寄せください。お待ちしております。原稿のデータはメールで下記の送付先までお送りください。

送付先・お問い合わせ ───────────────────
(株) 精神看護出版編集部
〒140-0001　東京都品川区北品川1-13-10　ストークビル北品川5F
TEL. 03-5715-3545　FAX. 03-5715-3546　E-MAIL. ed@seishinkango.co.jp

雑誌『精神科看護』広告媒体資料

雑誌『精神科看護』は発行より40年を迎え，精神保健医療福祉分野で仕事をする看護者に向けた専門誌として広く購読されています。精神保健医療福祉の動向にもとづいた特集，調査報告・研究，精神科看護技術に関する連載，最新の精神医学の解説，関連図書の紹介・書評などを掲載しております。

発行：月間（毎月20日発行／本体価格1,000円）／**発行部数**：5,000部
主購読者：精神科病院（総合病院の中の精神神経科含む）・保健福祉施設に勤務する看護者，看護師等養成機関で働く教員（看護者），コメディカル等にご購読いただいております。
判型：B5判／**頁数**：80〜96ページ／**表紙**：4色／**本文**：2色

『精神科看護』広告掲載に関して

雑誌『精神科看護』では随時，広告の募集を行っております。なお，掲載希望号がある場合はお申し込みの際に担当者にお伝えください。

❖**お申し込み方法**
　お電話（03-5715-3545）にてお申し込みください。
　＊掲載号によってはご希望のサイズに沿えない場合がございます。
❖**広告お申し込み締め切り**
　発行日の50日前（前々月末日）必着
❖**広告原稿締め切り**
　発行日の30日前（前月20日）必着
❖**入稿に関して**
　広告原稿はCD-ROMなどを下記の送付先に送付いただくか，メールで送信して下さい。
❖**ご請求に関して**
　雑誌刊行後，広告掲載誌とともに請求書を送付いたします。

求人広告料金 ［掲載場所：表3対向ページ（最終ページ）／色数：2色］

サイズ	囲み枠 （天地mm×左右mm）	本文スペース （天地mm×左右mm）	広告料 （税込）
1頁	237×151	227×149.5	66,000円
2/3頁	155×151	145×149.5	55,000円
1/3頁	74×151	64×149.5	22,000円
1/6頁	74×74	58×72	16,500円

広告料金

掲載場所	サイズ	色数	寸法（天地mm×左右mm）	広告料（税込）
表4	1頁	4色	190×155	176,000円
表3	1頁	4色	226×155	121,000円
		1色	226×155	66,000円
表2	1頁	4色	226×155	132,000円
		1色	226×155	77,000円
記事中	1頁	2色	220×146	55,000円
	1/2頁	2色	102×146	27,500円
	1/4頁	2色	102×68	22,000円
綴込広告	1枚	設定なし	製品広告	176,000円
			記事体広告	198,000円

送付先　精神看護出版　◦〒140-0001　東京都品川区北品川1-13-10　ストークビル北品川5F
　　　　◦TEL.03-5715-3545　◦FAX.03-5715-3546　◦E-MAIL.info@seishinkango.co.jp